精神科医・医学博士
水島広子

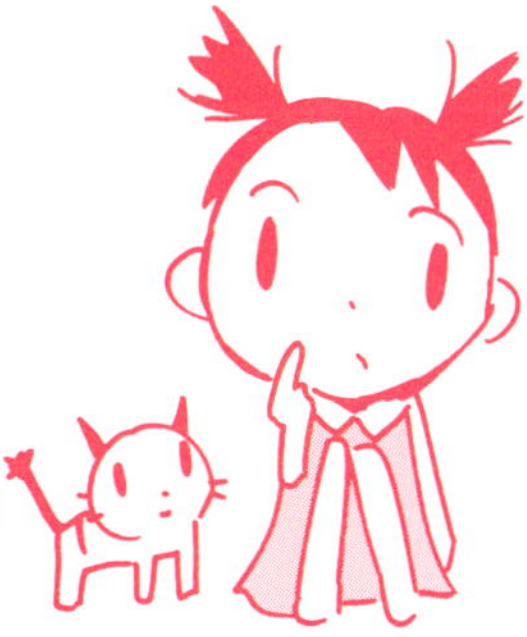

拒食症・過食症を
対人関係療法で治す

紀伊國屋書店

拒食症・過食症を対人関係療法で治す

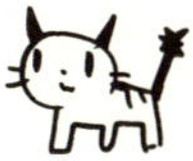

第7章 家族にできること

第8章 対人関係療法――摂食障害を本質的に治療する……169

第1章
回復を妨げてきた「常識」

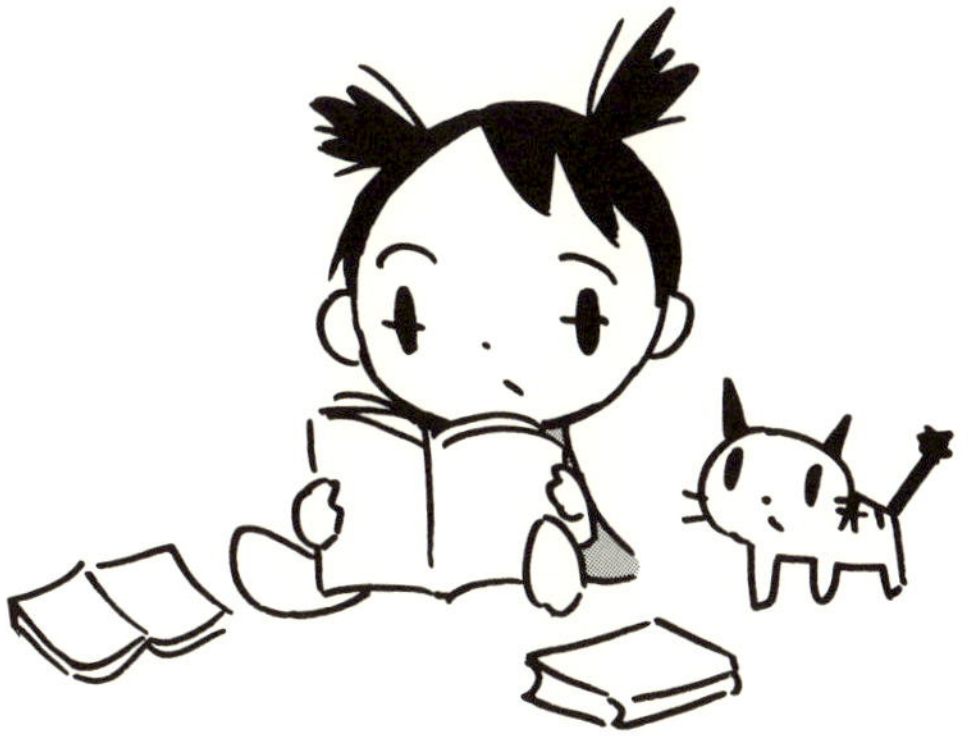

1 こんな「治療」が摂食障害をこじらせる

ある日、憔悴《しょうすい》しきった顔の女性が外来にやってきました。

「ご自身についてのご相談でしょうか？」と尋ねると、「いいえ、娘なんです」というお返事です。

「実は娘が拒食症になってしまって……」とおっしゃるので、どうやって治療に連れてきたらよいかという相談かな、と思っていると、話はもっと複雑でした。

●症例　エリさん

大学生の娘、エリさんがやせてきたことに気づいたのは三年ほど前、大学に入ってまもなくの頃だったそうです。どうもこれは拒食症らしいということになり、いろいろな人に相談して「有名な専門家」を見つけ、その「専門家」のところに連れていったら、「これは命に関わる大変な病気です。すぐに休学して入院してください。この病気は、幼い頃の母子関係が原因です。母子関係を集中的に取り戻す必要があります。面会はお母さんだけ認めます。とにかくお母さんに甘えさせてください」と言われ、即入院となりました。大学でのサークル活動に熱中していたエリさんは休学を嫌がりましたが、「母子関係が原因」と言われたことで動揺していたお母さんは、とにかくこの「専門家」の言うとおりにしなければ、と必死でした。「命に関わる大変な病気」と言われたこともお母さんを焦らせていました。

病院では、朝・昼・晩と、看護師に監視されながら強制的に液体栄養剤を飲まされました。一人でゆっくり飲みたいと言っても、「この病気の人は嘘をつく。隠れて捨てたりするから信用できない」と、許されませんでした。

面会に来るお母さんには「とにかくここから出してほしい。もうこの生活には耐えられない」と泣いて訴えました。その辛そうな様子を見てお母さんもどうしたらよいかわからず、「専門家」に相談しましたが、「今までお母さんに甘えられなかった人なのだから、そうやってお母さんにわがままを言って困らせているのはよいことです」と言われただけでした。

ある程度体重が増えたエリさんは退院となりました。退院後も休学したまま液体栄養剤を続けるようにという指示でした。でも、家に帰るとまもなくエリさんは栄養剤が飲めなくなりました。飲むようにとお母さんが強く言っても、泣いてしまうだけでまったくダメでした。腹痛を訴えることも多くありました。

外来のたびに体重測定と各種検査をする「専門家」には、栄養剤を飲んでいないことがすぐに見破られてしまいました。「専門家」は怒り出し、「あなたたちはこの病気を甘く見ている。こじらせると、過食症になったり、性犯罪に手を染めたり、万引きをしたりするようになる」と言い、「指示に従わないのなら、もうここでは診られない」と治療を打ち切られました。

その後、お母さんは、別の病院にエリさんを引っ張っていきました。そこの医師は、エリさんの検査をして、「ちょっとやせているけど、大丈夫。思春期にはいろいろなことがあるものだから」と、通院の必要すらないと言いました。入院前よりは体重が増えていたからです。

エリさんは大学に戻りました。しかし、休学したことで学年もずれてしまい、サークルもやめていたので居場所がありませんでした。お母さんの目にも、みるみるやせてくることがわかり、一番やせていたときよりも体重が低くなってしまったようでした。それでも治療の勧めにはまったく耳を貸さず、「お母さんは私が一番辛かった時期に、医者の言うことしか聞かず、私の気持ちを聞いてくれなかった。入院中に何を言っても信用されなかったことがどれほど辛かったか」とお母さんにも心を閉ざしているそうです。その一方で、やはり「専門家」の言ったことが気になり、本当に過食症になったり性犯罪や万引きをするようになったりするのだろうか、と不安を抱えながら暮らしています。

エリさんの受けた「治療」には、いくつかの大きな問題があります。それらは、摂食障害《せっしょくしょうがい》（拒食症と過食症）についての誤った「常識」とも言えるものですので、一つずつ見てみましょう。

2 摂食障害になるのは「母親のせい」？

摂食障害については、さまざまな仮説が登場し、多くの論文や本が書かれてきました。まったく見当はずれのものもあれば、部分的には正しいものもありましたが、私は臨床家《りんしょうか》として、有害に働いた仮説の方が多かったという印象を持っています。

代表的な仮説としては、原因を幼児期の母子関係に求めるものがあります。伝統的な「成熟拒否」という解釈も、ここに含まれます。幼児期の母子関係に問題があると、自立した大人としてやっていく能力が育たず、大人になることへの不安や恐怖を感じるため、食べ物をとらずに子どものままでいようとする、つまり成熟を拒否する、というふうに解釈するものです。あるいは、幼児期の母子関係に問題があるため、母親への嫌悪感から、母親と同じ「女性」になりたくない、と性的成熟を嫌悪する、というふうに解釈したりもします。

後述しますが、人間の「性格」は約半分が遺伝によって先天的に決まっています。また、残りの半分も、母親との関係だけでなく、父親との関係や、それ以外の他者との関係などの環境によって決まっていきます。もちろん幼少期の愛着を形成する上で母親の役割が重要であることはまちがいないのですが、母親がどのように子どもを育てるかということは、夫婦関係などからも大きな影響を受けるものであり、母親一人の完結した問題ではあり得ないのです。

摂食障害の原因を主として幼児期の母子関係に求める考え方は、事実としても誤りであると同時に、さまざまな弊害を生んできました。最大の問題は、「摂食障害になったのは幼少期の母親の育て方が悪かったせいだ」と決めつけることによって、家族関係に新たなひずみが生じたことでしょう。父親は母親に向かって「お前のせいだ」と自分の責任を棚に上げて責め立て、患者さん本人は母親に「母親のせいだ」と恨みを持ち、母親は過剰な罪悪感を抱いて育児への自信を失い、全員が「取り返しのつかない問題だ」と絶望してしまうのです。このような対人関係のひずみこそが摂食障害を生むということを知っていれば、「摂食障害になったのは幼少期の母親の育て方が悪かったせいだ」などという乱暴な決めつけは百害あって一利なしということがわかるはずです。

また、幼少期に損なわれた「母親との関係」を取り戻すべく、赤ちゃんがえりしたような関係を奨励する「治療法」もありますが、思春期になって赤ちゃんのように振る舞うことの不自然さがさらに患者さんの自尊心を下げてしまいこじれているケースにも出会ってきました。患者さんはたしかに病気ですが、健康に育っているところもたくさんあります。治療は患者さんの健康な部分の助けを借りなければ効果的に進めていけません。それを否定して「赤ちゃん」に戻してしまうことは、患者さんが持つ潜在的な「治る力」も奪ってしまうのではないかと思います。一般に、患者さんを赤ちゃんがえりさせてしまうと治療に時間がかかると言われるのもそのためでしょう。

幼少期に母親の愛が足りないと感じていたとしても、現在の母親も患者さんも、その当時とは変化しているのです。患者さんがどんな幼少期を過ごしたにせよ、病気になったのはもっと最近のことであり、現在もその病気が続いていて、患者さんは現在に生きているのだということを常に頭に置いておく必要があります。母親との関係を修復できるのは、現在だけなのです。

3 拒食・過食の症状を抑えれば治る？

エリさんは液体栄養剤を与えられ、強制的に体重を増加させられました。こういうやり方では、一時的に体重は増えても、結局は元に戻るか、エリさんのように体重を増やす前よりもやせてしまうことすらあります。

拒食症も過食症も、症状を抑えれば治るという単純な病気ではありません。症状はストレスの表れです。なぜその症状が表れているのかということを理解しなければ、対処することができません。

無理やり体重を増やされたことは、エリさんのストレスを増しただけでした。太りたくないのに太らされたことに加えて、監視のもとに液体栄養剤を飲まされる屈辱や、母親に信用されなかったことで母娘関係がさらに歪《ゆが》んでしまったことも大きなストレスでした。

「症状を抑えても治らない」ということは、本書の大きなテーマの一つでもありますので、第2

章以降でさらに詳しく説明していきます。

4 入院すれば治る?

患者さんやご家族からよくいただく質問に、「入院すれば治りますか?」「学校を休ませてしばらく治療に専念させようと思うのですが」というものがあります。

少なくとも過食症については、入院は必要ありません。拒食症については、本当に命の危険があるようなときには緊急避難的に入院していただくこともありますが、それは治すためというより一時しのぎです。つまり、入院は摂食障害の治療法ではないということです。

エリさんの場合、一五五センチ、三五キロですから、命の危険があるという段階ではありません。おそらく、余計な刺激を遮断して治療に専念できる環境を作るということも入院の目的の一つだったのでしょう。また、「体重を増やさなければ退院できない」というのは大変なプレッシャーになりますので、入院はとりあえず症状を抑えるのには短期的な効果があります。でも、生死の境をさまよっている場合を除き、「とりあえず症状を抑える」ことに何の意味もないということは前項で述べたとおりです。

また、「治療に専念できる環境」というのも、大変誤解されやすい概念です。精神的な病は、日常的な対人関係の中で作られるものだからです。そこから隔絶されたところで治しても意味がないし、そもそもそれは本当に「治った」とは言えないということになります。

また、特に思春期の場合は成長段階にあるということへの配慮から、学校生活などはできるだけ続けてもらうことが重要です（出席状況や成績については学校側の理解を得て協力体制を作ります）。もちろん、いじめなどがあってそれがストレス要因になっている場合には特別の対応が必要となりますが、エリさんの場合は逆にサークル活動などが楽しみだったのですから、どのようにすれば続けられるかということをもっと考えてもよかったと思います。最近大人の間では「学校なんて行かなくても」という価値観が市民権を得てきていますが、子どもにとっては依然として「学校に行くこと」は大きな意味を持つのです。「学校が続けられなくなった」ということは本人にとってかなりマイナスの体験になり得るということを忘れてはならないと思います。

5 拒食症から過食症になることもある？

エリさんの治療者は、「こじらせると、過食症になったり、性犯罪に手を染めたり、万引きをしたりするようになる」と言っており、それがエリさんをかなりの不安に陥れています。本当にエリさんは過食症になったり性犯罪をしたりするようになるのでしょうか？　結論から言うと、答えは「ノー」です。

拒食症には二つのタイプがあります。エリさんのタイプは、「過食を伴わない拒食症」で、過食症とも、性的逸脱《いつだつ》とも、万引きとも関係のないものです。性的逸脱は、過食症状があって自尊心が低い人や性的虐待《ぎゃくたい》の被害者に見られるもので、「とにかく寂しさを紛らわしたい」とか「汚い自分にふさわしい」というような気持ちが背景にあります。本当に心が満たされることがないどころかますます自分が情けなくなるというのは過食と同じです。

万引きは、過食をしたいのにお金がない人などに時々見られます。刺激を求めて万引きする人も時にいますが、これも自尊心の低さが背景にあって、「こんなダメな自分なんだから、万引きをやっても当たり前」のように投げやりになっている場合もあります。

いずれにしても、「過食を伴わない拒食症」の人とはまず関係のない話です。中には、最初は「過食を伴わない拒食症」に見えたけれども後から過食症状が出てくる人もいます。でも、本書を読んでいただければわかるように、その人の「性格」を調べることによって、将来過食が出てくるかどうかはかなりの確率で予測することができます。

第5章に詳しく書きますが、「過食を伴わない拒食症」の人はとにかく不安が強い人たちです。そんな人に「あなたは将来性犯罪をするようになる」などと「予言」するなど、新たな病気の種を植えつけるようなものです。

エリさんのケースでは、お母さんからたびたび手紙を書いてもらい、エリさんが治療によって受けた傷を理解しようとしているという姿勢を示すことで、ようやく本当の治療に入ることができました。しかし、トラウマの被害者にはよくあることですが、前の治療者を憎みつつも「でもやっぱり私が悪かったのではないか」という気持ちにずっと苦しめられ、傷が癒えるのにはかなりの時間がかかりました。

6 摂食障害は「わがまま病」?

摂食障害の患者さんで「わがまま」と言われたことのない人、あるいは、自分が「わがまま」だと思っていない人を、私は一人も知りません。

私が医学生の頃、つまり、一九九〇年頃、ジェンダー（社会的に意味づけされた男女差）の観点から摂食障害を語ろうとした私を見て、当時の精神科の指導教官は「摂食障害はわがままなお嬢さんのわがまま病ですからねえ」と冷ややかに言い放ったものでした。そのような人はさすがに減ってきたとはいえ、いまだに「摂食障害は病気ではなくてわがまま」と思い込んでいる人は多いものです。

病気を理解できない、治療できない自分の非を、患者さんの「努力不足」や「性格の悪さ」に求める、というのは案外よく見られる手口であり、もちろん専門家としては反省すべき姿勢です。

摂食障害の治療において最も重要なのは自尊心を高めることです。ところが、「わがまま」と決めつけられることは、自尊心を大いに低めこそすれ、高めることはありません。わがままで人に迷惑をかける自分を好きになる人などいないからです。

また、摂食障害の患者さんは決してわがままではありません。本書をお読みいただければわかるように、周囲に配慮しすぎて、言いたいことも言えないというのが患者さんの一番の特徴なのです。

ですから、「わがまま病」と決めつけることは、治療にとって有害であるだけでなく、事実にも反することだと言えるでしょう。

拙著『「やせ願望」の精神病理』を読んで「わがまま病ではないと断言してくれていたので、一晩泣いた。そしてようやく自分も治るのではないかという希望が持てた」と言ってくださった方は少なくありません。基本的に自尊心に問題を抱えた方たちですから、本に「わがまま病ではない」と書いてあっても、「それでも自分はわがまま病だ」と思いつづけてしまうのですが、だからこそ「わがまま病ではない」と明確にすることには大きな意味があります。それが、治療プロセスの第一歩になると言っても過言ではありません。

7 治療すべきは「やせたい気持ち」？

摂食障害についての誤った「常識」の代表選手の一つに、「やせたい気持ちを何とかしないと病気が治らない」というものがあります。よく、拒食症の患者さんの家族や、摂食障害の治療に詳しくない医療従事者が、「もっとふっくらしていた方が魅力的じゃないの」とか、「やせると身体を壊してしまうよ」とか、「そんなにやせていたらかえっておかしいよ」とか、とにかくやせることはよくない、と一生懸命説得している姿を見かけます。目の前にガリガリの人がいて「もっとやせなければ」と言っているのを見ればだれでも言いたくなるでしょうから、気持ちはわかります。しかし、明らかな時間の無駄であるばかりか、患者さんが「わかってくれない」と心を閉ざしてしまうことにもなりかねないので、まったくお勧めできません。また、このやりとりを続けていると、説得する側の精神衛生上もよくないため、説得の姿勢がだんだんと「どうしてわからないんだ！」という怒りに変わってきます。こうなってくると単なる「不毛な努力」を超えて「有害な干渉」になってきます。

そもそも、「やせたい気持ち」は摂食障害に特有のものではありません。

最近の日本女性の体型に関する意識は注目に値します。

二〇〇四年の「国民健康・栄養調査」によると、約五割の女性が「自分のことを太っていると思う」と答えています。また、実際の体型と自己認識のギャップが目立ち、日本肥満学会の基準で「ふつう」と判定されるのに「自分は太っている」と言ったり、「やせ」と判定されるのに「ふつう」または「太っている」と言う人は、十代後半で三五%、二十代では三三%となっています。意識の問題だけでなく、実際に日本女性はやせており、「やせ」と判定される女性の割合は一〇%ですが、これは先進諸国の中では際立って高い数値です。二十代に限れば、「やせ」と判定される女性は、二一%に達しています。

「やせたい気持ち」は「若い女性」だけの問題ではありません。今は小学生もダイエットをする時代ですが、日本学校保健会が二〇〇四年度に行った調査では、高校女子の八九パーセント、中学女子の七八パーセントが「やせたい」と答えています。実際のダイエットも、高校女子の三九パーセント、中学女子の一八パーセントが経験していました（肥満で指導を受けたケースを除く）。

マスメディアを見ても、女性雑誌などではダイエット特集が目立ちます。また、ファッション雑誌を飾っている流行の服も、やせていなければ似合わないようなものばかりです。今、多くの若い女性たちが「やせたがっている」ことは明らかな事実であり、「女性はやせている方が美しい」という価値観は多くの女性に共有されています。その結果、多くの女性が必要以上にやせてきている、ということなのでしょう。「女性はやせている方が美しい」という価値観は、西洋文明社会に共通したものではありますが、日本でも活動していた外国人モデルが「日本で働いている時、やせなければという強迫観念にかられた」と、極端なダイエットによる拒食症がもとで亡くなった事件などを見ると、日本においては特に強いように感じます。私自身も欧米によく行きますが、日本女性の方が画一的にやせているという印象を持っています。

摂食障害は、拒食症の一部を除いて、「女性はやせている方が美しい」という価値観のない文化圏にはまず起こらない病気であり、「やせたい気持ち」が極端な形で現れたものであると言えます。摂食障害では、体型や体重にこだわりすぎて、生理もなくなるくらいにやせてしまっているのにまだやせたがる、あるいは、ダイエットの反動で過食をしてしまい、太らないために嘔吐《おうと》をしたり下剤を乱用する、ということを繰り返します。一言で言えば、「健康を損ねてもやせたい」「日常生活を犠牲にしてもやせたい」という状態です。

これだけ多くの女性の身体認識が歪んでいるというのは検討を要する状況ではありますが、同時に見逃してはならないのは、摂食障害になる人はそのうちの一部にすぎないという事実です。この事実を冷静に考えれば、治療の鍵は「やせたい気持ち」以外のところにありそうだ、ということをおわかりいただけると思います。そもそも、現代に生きる女性として「やせたい気持ち」を持たないことはとても難しいことなのです。「やせたい気持ち」を修正することは、もっと大きな社会的なテーマであると言えます。

そうは言っても、摂食障害は病気なので、患者の「やせたい気持ち」と健康な人の「やせたい気持ち」とはちがうはずだ、という意見があるでしょう。しかし、多くの摂食障害患者を治療してきた経験から、私は、摂食障害における「やせたい気持ち」も、拒食症の一部（後で説明する「過食を伴わない拒食症」）を除いては、基本的に通常の「やせたい気持ち」と質的に異なるものではないと確信しています。単に、「健康を損ねてでもやせるか」「日常生活を犠牲にしてもやせるか」というところで、健康な人はブレーキがかかるだけだというのが私の観察です。ダイエット中の人でも、おいしそうなケーキがあると「まあ、ちょっとならいいか」と食べてしまうのは、やせることより日常の楽しみを優先させるという健康な判断が働いているのでしょう。

ですから、「この人はなぜやせたがるのか」ということではなく、「なぜ日常生活のバランスを崩してまで、やせることにしがみつくのか」という観点が必要です。やせたい気持ちの背後に隠れている真の問題は、さまざまなストレスや自信のなさであり、決して「やせたい気持ち」そのものではないのです。

8 摂食障害は苦しまないと治らない？

摂食障害に少し詳しくなってくると、いろいろな本やセミナーで得た情報から、何やら大変難しい病気で、絶望的ですらある、というふうに感じている人もいます。私は対人関係療法を専門にしており、過食症であれば通常一二回〜一六回の面接で治療が完了します。これを聞いて、「そんなに簡単な治療法は、眉唾《まゆつば》だ。この病気はもっと苦しまなければ治らない」「それはよほど軽い人のための治療法だろう」と効果を疑ってかかる人がいます。

実際には、第8章でご紹介するように、過食症に対して短期間の対人関係療法が長期的な効果を示すことは大規模な臨床研究で実証されています。決して眉唾ではありませんし、軽症の人だけのためのものでもありません。

「苦しい治療」とはどういうものか、と聞いてみると、自分の過去や内面の歪みに向き合い、自分を追い込むことでしか、病気に打ち勝つ精神力を身につけられない、ということのようです。

この話で思い出すのが、主治医から「君の吐物は君自身の内面なのだ」と言われて傷つきその晩のうちに飛び降り自殺をした過食症の患者さんのことです。おそらくこれも「苦しい治療」の一つだったのでしょう。でも、嘔吐は単なる過食への反応であり、それが一人の人間の内面であることが科学的に証明されているわけではありません。命まで奪われた患者さんを見て、「苦しい治療」は実は治療者の気まぐれなエゴなのではないかという感想を、私は率直に抱きました。

皆さんは、薬を飲むときに、「この薬の効果も安全性も検証されていない。でも、あなたの病気は難しいから、この薬を飲むしかないだろう。かなりの副作用に苦しむだろうが、そうしなければ治らない」と言われて、真っ先にその薬を試してみるでしょうか。それよりも、「この薬はこの病気に長期的な効果を持つことが臨床試験で示されている。安全性も確認されている」と言われた方の薬を飲むのではないでしょうか。薬も精神療法も、治療法という点では対等です。精神療法だからと言って、効果も安全性もわからないものに自らを委ねなくてもよいのです。苦しい治療ほど効果が上がるというのは迷信です。対人関係療法は、薬と対等の条件で臨床試験を生き抜いてきた、数少ない精神療法の一つです。

摂食障害についての研究は、この十~二十年でめざましく進歩しました。有効な治療法も確立され、症状についてもずいぶん正確なことがわかってきました。そんな時代になっても、「苦しい治療」を要求されて長い年月を費やすのでは、患者さんがあまりにも気の毒です。

本書では、「治る」ということを主眼に、これまでの学問的知見と私自身が摂食障害専門医として十年以上多くの患者さんを治してきた経験から、実用的なことを述べていきます。もう、古い、正確でない「常識」によって、回復を阻まれる必要はない、ということをご理解いただければ幸いです。

第2章
摂食障害とは どんな病気か

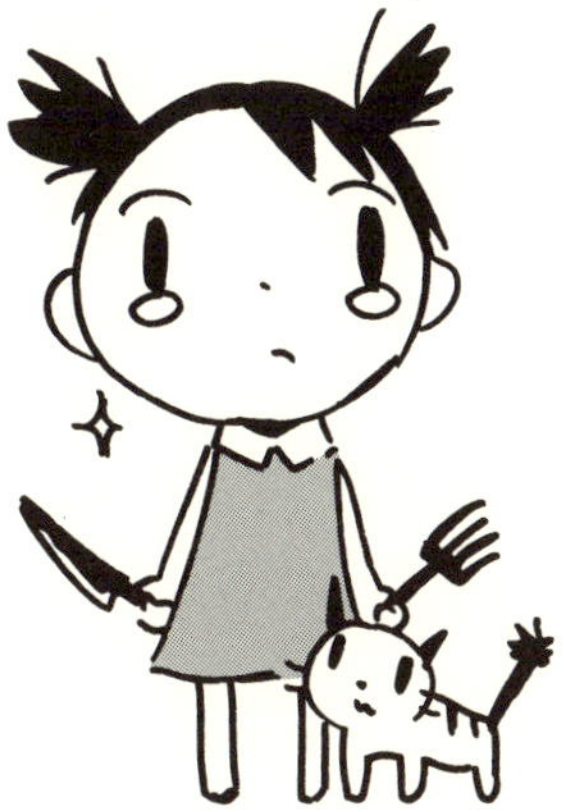

1 摂食障害とはどんな病気か

(1) 典型的な「心の病」

私はこれまで専門外来で全国から集まる数多くの摂食障害（拒食症と過食症）の患者さんを治療してきました。また、海外のさまざまな研究データや治療成績を調べ、自分自身も患者さんに協力していただいて研究活動をしてきました。私の治療経験と研究結果から振り返ると、摂食障害は「心の病」の成り立ちを理解するための教材としては理想的な病気であると思います。「心の病」は、社会的な因子（すべての人に共通する環境因子）、個人的な環境因子、そして、遺伝的な因子、という三つの因子のそれぞれが絡み合って作られます。変えられない因子として認識しておくべきものはどれか、変えることのできる因子はどれか、ということを、摂食障害という病気を通して考えていくことは、あらゆる「心の病」を理解する上で役立つと思います。

また、ふつうのダイエットと拒食症と、どこで区別するのか？　ふつうのやけ食いと過食症と、どこで区別するのか？　といったように、摂食障害は、異常であるかどうかがわかりにくい病気でもあります。こうした「心の病」につきものの疑問を考える上でも摂食障害は適した病気だと思います。

(2) 拒食症と過食症

●症例　マリコさん

高校二年生。小さい頃から勉強もでき手のかからない「よい子」でした。二歳下の妹が何かと学校で面倒を起こす子だったこともあり、共働きで忙しかった両親は、「この子は大丈夫だから」とマリコさんのことをあまりかまいませんでした。中学三年のとき、マリコさんはちょっとしたいじめにあいました。そのとき、同級生の男子がマリコさんのことを「デブ」と言いました。当時、マリコさんは身長一五五センチ、体重五五キロでした。マリコさんは、同級生の一言をきっかけにダイエットを開始しました。もともと真面目な性格であるため、カロリー計算をしながら自分で料理をするようになり、体重は着実に減っていきました。

一〇キロほど減ったときに母親はもういいのではないかと言いましたが、マリコさんは「まだ下半身が太っているから」と、ダイエットを続けました。やせ始めてからマリコさんは性格が明るくなり、活動的にいろいろなことに取り組むようになりました。母親はやせていく娘を見て少々心配していましたが、まあ元気で明るいのだからと安心していました。しかし、さすがに体重が四〇キロを切った頃には心配が募り、マリコさんに料理をさせないようにして栄養のあるものを食べさせようとしました。マリコさんは何とか食べずにすませようとしていましたが、無理やり食べさせられると、泣いて抵抗し、翌日はプールに行ってずっと泳いでいました。

母親はマリコさんを内科に連れていきました。そのときの体重は三五キロ。内科の検査では、栄養状態が悪いというだけで特別な病気は見つかりませんでした。マリコさんは内科医にきちんと食べると約束して家に帰りましたが、同じことを続け、カロリーの低いものしか口にしようとはせず、母親が無理に食べさせると、吐き出すか、後で具合の悪さを訴えるようになりました。母親は何度も「このままでは死んでしまう」とマリコさんに注意しましたが、マリコさんは、少し疲れやすいだけだから、と真面目に取り合いませんでした。結局体重は三〇キロまで減り、体力も落ちて学校にも通えなくなり、ついに精神科を受診することになりました。

●症例　ハルカさん

二十二歳。子どもの頃から目立つことが好きで、明るく、友達もたくさんいました。

さっぱりした性格のように見えながら、意外に他人に気を遣ったり他人の目を気にしたりする面もありました。両親は仲が悪く、父は酒に酔うとよく母に暴力を振るいました。ハルカさんには兄が一人いましたが、母が兄のことばかりかわいがるのが不満でした。高校二年の頃、雑誌のモデルに憧れ、ダイエットを開始。当時は身長一六〇センチ、体重五二キロでした。ダイエットは三カ月くらい続き、体重も四二キロとなり、生理もなくなりましたが、かなりがまんしてダイエットしたため、イライラしたときなどに反動でやけ食いをするようになりました。ケーキなど「太りやすい」ものを食べては、太る恐怖から、ますます厳しくダイエットしたりしていましたが、そのうち雑誌で「吐けば太らない」と書いてあるのを読み、やってみました。これならいくら食べても大丈夫、と過食と嘔吐を繰り返すようになりました。実際には、体重は少しずつ増えていき、二カ月後には生理も戻りました。

どうにか大学には進学したものの、大学生になって華やかな場所に出入りするようになると、ますます太るのが恐ろしくなり、過食嘔吐は激しくなっていきました。大学二年の頃には、夜になって家族が寝静まると、パンを三斤、袋菓子を五袋、ケーキを十個、アイスクリームを一リットルくらい食べてしまい、その後で指を口につっこんだり、水を大量に飲んだりして、吐くようになっていました。過食と嘔吐を一日に何度も繰り返し、一ヶ月の食費は優に十万円を超えました。

この頃には、外出しているとき以外はほとんど過食嘔吐をしていたため、何も活動ができなくなりました。大学三年になると、自己嫌悪が強まり、気分が落ち込むことが多くなり、友人からの誘いがあっても断って家にこもりがちになりました。過食嘔吐をやめたいと思っても、がまんしていると落ち着かなくなり、震えたりして、結局食べずにはいられません。一度食べ始めると、何かに取りつかれたように食べ続け、嘔吐が終わるまでは落ち着かなくなります。嘔吐が終わるとぼんやりとむなしい気持ちになります。

結局、大学三年の前期で学校に行かれなくなり、休学しました。この頃の体重は五三キロ。ハルカさんは、過食嘔吐の自己嫌悪感に加えて、鏡に映る自分が太って顔もむくんでいるように感じ、もう生きていく価値がないと思い、何回か自殺未遂を起こし、心配した母親に連れられて精神科を受診しました。

摂食障害は、体重が標準体重*注の八〇パーセント（アメリカ精神医学会の基準では八五パーセント）あるかどうかによって「神経性無食欲症」（いわゆる「拒食症」）と「神経性大食症」（いわゆる「過食症」）とに分けられます。本書では、一般的な言葉である「拒食症」「過食症」という言葉を用います。おおざっぱなイメージとして、拒食症というのは体重が少なく生理もなくなってしまっている人、過食症はふつうあるいはそれ以上の体重で、過食の症状を持っている人、ということに

[表2-1] DSM-IVにおける摂食障害の診断基準

＊専門用語と翻訳がわかりにくいため、一般向けに著者が修正

拒食症（神経性無食欲症）の診断基準 ＊A～Dすべてを満たすこと
A. 年齢と身長から計算される正常体重の最低限（85%）以上を維持することを拒否する。
B. 体重が不足している場合でも、体重が増えることや肥満することに対する強い恐怖がある。
C. 自分の体重や体型の感じ方の障害：自己評価が体重や体型に過剰な影響を受けている、または現在の低体重の重大さを否認する。
D. 初潮後の女性の場合は、3回以上続けて月経がない（女性ホルモンを投与されたときのみ月経が起こっている場合は、無月経とみなす）。

《病型》

制限型：現在の拒食症の間、定期的な過食や嘔吐、下剤・利尿剤・浣腸などの乱用をしていない。

むちゃ食い／排出型：現在の拒食症の間、定期的な過食や嘔吐、下剤・利尿剤・浣腸などの乱用をしたことがある。

過食症（神経性大食症）の診断基準 ＊A～Eすべてを満たすこと
A. 過食の繰り返し。過食の特徴は以下の2つ。 ①「過食時間」として区別できる時間内に（例：1日のどこか2時間以内など）、ほとんどの人が同じような時間に同じような環境で食べる量よりも明らかに多い食物を食べる。 ②過食している間は、食べることを制御できないという感覚（例：食べるのをやめることができない、または、食べるものや食べる量を制御できないという感じ）がある。
B. 体重の増加を防ぐために不適切な「埋め合わせ行為」を繰り返す。たとえば、自分で嘔吐する、下剤・利尿剤・浣腸その他の薬物の乱用、絶食、過剰な運動など。
C. 過食および不適切な「埋め合わせ行為」はともに、少なくとも3カ月間にわたって平均週2回以上起こっている。
D. 自己評価が体重や体型に過剰な影響を受けている。
E. 現在拒食症の診断基準は満たさない（注）。 （注）A～Dを満たしていても、同時に拒食症の診断基準を満たす場合は、「拒食症（むちゃ食い／排出型）」という診断名になる。

《病型》

排出型：現在の過食症の間、定期的な嘔吐、下剤・利尿剤・浣腸などの乱用をしたことがある。

非排出型：現在の過食症の間、絶食や過剰な運動などの不適切な「埋め合わせ行為」をしたことはあるが、定期的な嘔吐、下剤・利尿剤・浣腸などの乱用はしたことがない。

なります。

拒食症はさらに、「制限型」（ただただ食べないでやせていくタイプ）と「むちゃ食い／排出型」（過食嘔吐・下剤乱用などを伴うタイプ）とに分けられます。本書では、前者を「過食を伴わない拒食症」、後者を「過食を伴う拒食症」と呼ぶことにします。

過食症は、アメリカ精神医学会の診断基準（ＤＳＭ－Ⅳ）によると、嘔吐や下剤乱用を伴うタイプ（排出型）と伴わないタイプ（非排出型）とに分けられますが、治療方法には本質的なちがいがないため、「過食症」は一つのグループとして扱います。

参考までに、ＤＳＭ－Ⅳの診断基準を［表２－１］に示します。

＊注：よく用いられるのは、標準体重(kg)＝身長(m)×身長(m)×22という、ＢＭＩを用いた算出方法。

(3) 十代後半から二十代の女性が多い

マリコさんは、精神科を受診した時点で三〇キロ（標準体重五二キロの約五八パーセント）という明らかな低体重ですから「拒食症」、そして、過食嘔吐や下剤乱用がないので「過食を伴わない拒食症」ということになります。経過はかなり典型的です。病気になる前の「性格」は「手のかからない『よい子』」、それが「『デブ』と言われた」というようなささいな出来事をきっかけにして発症、体重が減ってくると一時的に明るく活発になる、無理やり食べさせられるとパニックになる、あるいは過剰な運動をする……、というのはいずれも拒食症の人にはよく見られる特徴です。

また、ハルカさんは、やはり典型的な過食症です。一時的に体重が四二キロまで低下して生理もなくなりましたが、その後、体重は正常範囲に回復し生理も戻っています。過食症は大部分がダイエットから始まり、ハルカさんのように生理がなくなるほどやせてから過食に転じる人もいれば、ダイエットがほとんど効果を示さないうちに過食症状が始まる人もいます。「明るく、友達も多い」性格、どんどんエスカレートする過食嘔吐、気分の落ち込み、日常活動ができなくなる、などは過食症にありがちな特徴です。

患者数について日本におけるきちんとしたデータはありませんが、国際的なデータによると、一生のうちに一度でも拒食症の厳密な診断基準を満たす人は全女性の約〇・五パーセントで、それに近い状態になる人はもっとたくさんいると言われています。過食症については、一生のうちに一度でも過食症の診断基準を満たす人は全女性の約一～三パーセントとされています。過食症の方が拒食症よりも一般的な病気と言えます。年齢としては、拒食症は典型的には十代後半くらいに発症することが多く、四十歳以降に発症することは稀とされています。たいていが、思春期の何らかのストレスをきっかけにして発症します。過食症は十代後半から二十代前半くらいに発症することが多く、ダイエットをきっかけに発症することが多いと言われています。私が専門外来で診てきた患者さんの平均年齢は、拒食症・過食症とも二十一～二十二歳で、発症のピークはやはり十代後半です。

拒食症も過食症も、女性に圧倒的に多く見られる病気です。国際的なデータによると、男性の患者数は女性の約一割程度です。

(4) 病気のとらえ方——患者と家族のちがい

摂食障害の中でも、拒食症の患者さんは「自分は病気ではない」と言い張ることが多いです。マリコさんも、「このままでは死んでしまう」という母親の危機感もどこ吹く風で「少し疲れやすいだけだから」などと言ってたいしたことがないと思っています。実際に治療に来てからも、「最近少し食欲がなかったけれど、すぐによくなるから大丈夫です」と治療の必要性を認めようとしませんでした。マリコさんのように少々やせていることは認めるというパターンのほかに、「自分はやせてなんかいない」と主張する人も多いのですが、「自分は好きでやせているんだから治療などと言って余計なおせっかいをしないでほしい」と訴える人も多いです。

また、拒食症の中には、「生理がないから治してほしい」と受診する人もいますが、生理を戻すためには体重を増やさなければならないと説明すると、だいたいの人が「生理だけを戻してほしい。体重は増やす必要はない」と言います。家族が生理を戻してほしいと主張しても、本人は

「生理なんか面倒だからいらない」と言う場合もあります。

一方、過食症の人は、気分の落ち込みを感じていることがほとんどで、毎日過食嘔吐がやめられない自分を情けなく思って「過食を治したい」と自ら受診することが多いです。過食症の方が、患者さん本人が治療の必要性を感じやすいということでしょう。

ハルカさんの場合も、自殺未遂で精神科を受診しています。自分から精神科の門を叩いたわけではありませんが、自殺未遂をすれば人の目に留まるに決まっていますし、病院に連れていかれるでしょう。自殺未遂そのものが、自分は助けを必要としているというメッセージになるのです。その意味では、ハルカさんも治療の必要性を感じていたと言えるでしょう。

ところで、周囲の反応は患者さん本人のとらえ方と逆であることが多いものです。拒食症の場合、自分の娘がガリガリにやせてしまった、生理もまったくない……ということになると、「死んでしまう。早く治してください」と家族が病院に駆け込んできます。

反対に、過食症の場合、本人は治療の必要性を訴えていても、「こんなの、本人の意志の問題でしょ」と、病気であることを認めようとしない家族はたくさんいます。ハルカさんの場合も、母親は「自殺未遂」という事件には強く反応しましたが、「もともとこの子はわがままだから」、過食についても「甘やかしてしまったからこんなことになった」などと、あくまでも「わがまま」であって病気ではないというような態度でした。そして、ハルカさんが本当にわかってほしかった「自信のなさ」「寂しさ」「気分の落ち込み」などには気づこうとしませんでした。

もちろん、いろいろなパターンの患者さんと家族がいますので、一概にこうと決めつけることはできないのですが、患者さんと家族の間で病気であるかどうかの認識がずれていることはよくあります。摂食障害の患者さんと家族は、ほかにもいろいろな「ずれ」を抱えていて、そこが治療のポイントになります。

2 なぜ治療が必要か

(1) 生命の危機に直結する拒食症

治療の必要性については、拒食症の場合にはまずほとんどの人が「ある」と答えるでしょう。身体面での異常が目立つからです。拒食症の場合、低体重が深刻になるとそのまま生命の危険に直結します。極端な低体重でなくても、体重減少のスピードが急速であれば、生命の危険は高まります。過食嘔吐を伴う人の場合には、嘔吐や下剤の乱用によって血液中の電解質（ナトリウムやカリウムなど）のバランスが崩れますので、心臓に直接影響を与え、突然死の危険性がさらに高くなります。

やせて生理がなくなることも重大な問題です。生理がないというと、真っ先に心配になるのが「将来子どもが作れなくなるのではないか」ということですが、この点については、体重が回復し、しかるべき産婦人科的治療を受ければ、取り戻すことができると言われています。

生理がなくなることのもっと重大な問題は、骨です。骨は女性ホルモンによって強められています。女性が年を取ると骨粗鬆症《こつそしょうしょう》になりやすいのは、閉経前後から女性ホルモンが減少することが大きな要因です。拒食症で生理がなくなっても同じようなことが起こります。女性ホルモンの減少をはじめとするホルモンバランスの異常のために、骨密度が低下し、骨折しやすくなります。骨の問題だけは、体重が回復したからといってすぐに回復するというわけにはいきません。大まかな目安として、一度、生理のない状態が一年以上続いてしまうと、骨への影響は長期に及びます。拒食症が治って前向きに生きていこうと思った頃に影響が出て後悔するというようなことにもなってしまうのです。

なお、拒食症の場合、体重が少ないうちは、いくら女性ホルモンを投与して人工的に生理を起こしても骨には効果がないことがわかっていますので、「体重が少なくても生理さえあれば」という考え方も通用しません。

成長期に拒食症になった人の場合、事態はもっと深刻です。骨が育つ、身長が伸びるべき時期に拒食症になってしまうと、成長そのものが止まってしまうからです。

そのほかにも、脳が萎縮《いしゅく》する、コレステロールが高まる、肝臓の機能が低下するなど、やせることによる身体面の問題はたくさんあります。もっとも、生理がないほどやせていることが治療の必要のない健康な状態だとはだれも思わないですから、拒食症の問題は、どちらかというとわかりやすいでしょう。

拒食症で大学病院に入院した患者さんを長期にわたって追跡調査したところ、死亡率は一〇パーセントを超えたという海外の報告があります。死因のほとんどは、飢餓《きが》、自殺、電解質バランスの異常でした。

なお、「過食を伴う拒食症」の人の場合には、次に述べる過食症と同じ問題も起こってきます。

(2) 社会生活に支障をきたす過食症

過食症でも身体面の問題はいろいろと起こります。嘔吐や下剤乱用によって血液中の電解質バランスが崩れます。嘔吐のために歯が悪くなるのも問題です。嘔吐時に窒息死することもあります。でも、総体的には、拒食症の人に比べるとどこも悪くなさそうに見える人が多いものです。身近な人が過食症にかかっていても、気づかないことの方が多いでしょう。

身体が大して悪くならないのなら、過食症は治療する必要がないのでしょうか？　いいえ、そんなことはありません。ハルカさんの例でもわかるように、過食症はある程度長引くと社会生活に大きな支障をきたすようになります。一日が過食と嘔吐だけで費やされてほかの活動がまったくできなくなるということも稀ではありません。時間という物理的な問題だけではなく、過食症では気分の落ち込みを伴うことが多いため、精神的にも引き込もってしまうのです。一日中家から一歩も外に出ずに過食嘔吐にふけることも珍しくありません。家族と同居している場合、家族が寝静まってから過食嘔吐することも多いので、昼夜逆転してしまうことにもなります。

どうにか仕事や学業を続けられている人でも、家にいる時間はすべて過食嘔吐に費やされ、常に自己嫌悪感と向き合わなければなりません。また、大きな問題として、食費があります。ハルカさんも月の支出が十万円を超えていましたが、決して珍しいことではありません。お金がなくなって借金に苦しむ人もいます。治療の中で扱う最初のテーマが「金策」であることも少なくありません。

また、吐くことによって家のトイレが臭くなる、詰まってしまう、など同居人とのトラブルが絶えません。これらをざっと並べてみただけでも、過食症の治療の必要性を感じていただけると思います。

患者さんの中には「過食嘔吐が唯一の楽しみです」と言って治ることを拒む人もいます。そう言われて治療をためらう治療者もいるようですが、患者さんが本当に言いたいのは、「今は過食嘔吐がなければ心のバランスが保てません」ということなのです。これは患者さんにとっての真実ですから、きちんと認める必要があります。患者さんが怖れているのは病気が治ることではなく、そのバランスを崩されることなのです。

「過食嘔吐が唯一の楽しみです」と言う人も、過食嘔吐が心身に負担をかけることはよくわかっています。治療で目指すのは、「過食嘔吐に頼らなくても心のバランスをとれるようになること」です。そうやって手に入れたバランスは、かつての「バランス」などとは比べものにならないくらい、安定して満ち足りたものになるでしょう。

治療に協力してもらうためには、患者さんを安心させることが必要です。私は「過食嘔吐は自由にやってください。過食は、心のバランスがとれてくると、自然と止まってくるものです」と言って、現在のバランスを不用意に崩さない意思を明らかにしておきます。それでも治療を受けたくないと言った人は、今まで見たことがありません。

何と言っても、摂食障害は基本的には「心の病」です。心が病んでいるからこそ、症状というSOSが出ているのです。だからこそ治療する必要があるのです。

もちろん、中には、治療をしないで自然に治る人もいます。就職や結婚などの生活上の変化が偶然プラスに働き、うまく治ることもあります。でも、決して多い数ではありませんし、自然に治ることを期待していたら、それこそ取り返しがつかないことにもなりかねません。

第3章
病気を作る「性格」

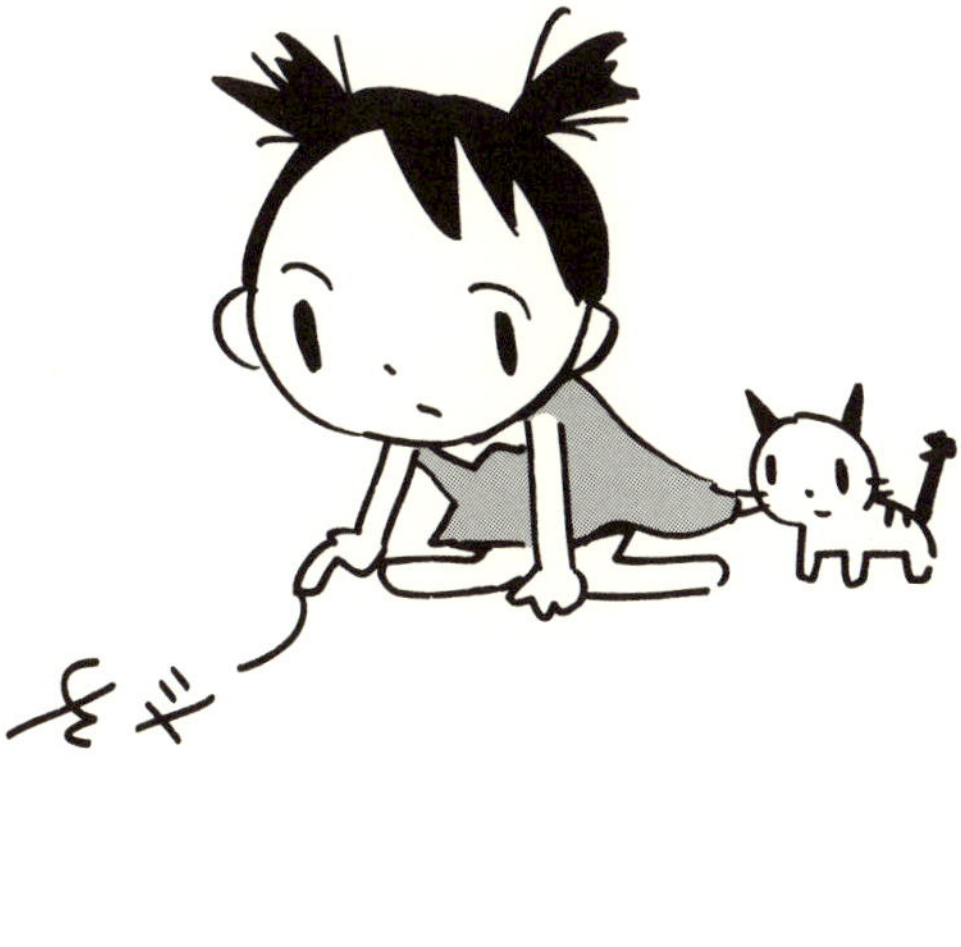

1 人間の「性格」の成り立ち

前章の冒頭で、「摂食障害は『心の病』の成り立ちを理解するための教材としては理想的な病気であると思います」と書きました。それについて、これからご説明しましょう。

「心の病」は、社会的な因子（すべての人に共通する環境因子）、個人的な環境因子、そして、遺伝的な因子、という三つの因子が絡み合って発症しますが、摂食障害の場合、「社会的な因子」というのは、「女性はやせているのが美しい」という画一的な価値観であると言ってよいでしょう。そして個人的な環境因子と遺伝的な因子を読み解くのが、人間の「性格*注」ということになります。

近年の精神医学では、「性格」をいくつかの軸で切り、それぞれの強さを数字で表すことによって、「性格」の全体的な特徴をとらえるという試みが盛んに行われています。クロニンジャーの「七因子モデル」はその代表格とも言えるものです。人間の「性格」を、遺伝的な影響の強いものと環境的な影響の強いものに分けている点が大きな特徴です。

人間の「性格」が遺伝によって決まるのか、環境によって決まるのかについては、長く社会的

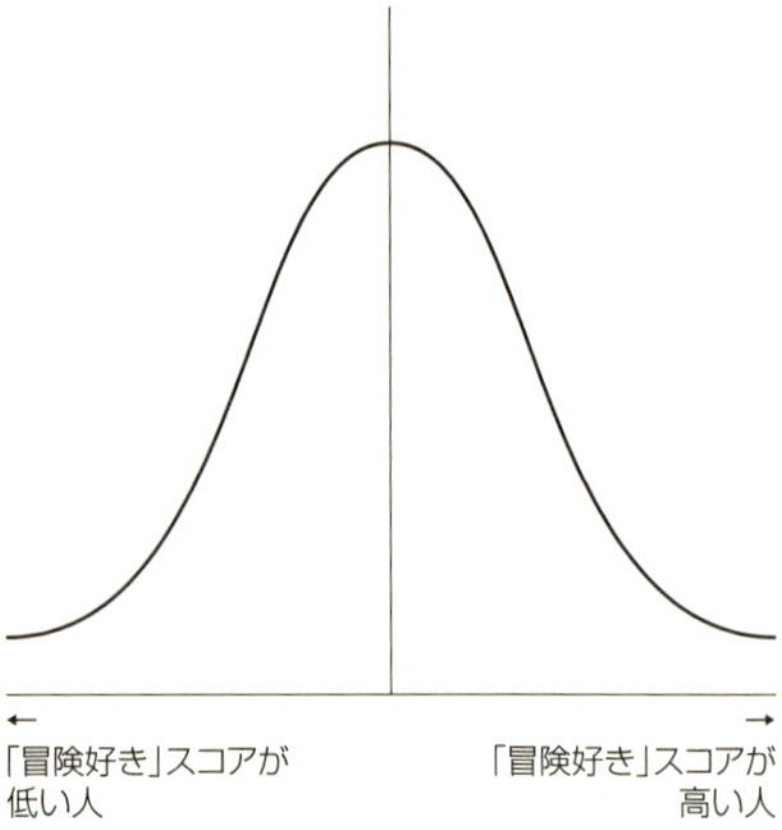

［図3-1］「性格」因子の分布

に議論が行われてきました。環境ばかりを重視する立場の人たちは、母親の育て方がすべてであるというような主張をし、多くの親たちに過剰な不安を与えて育児を歪めてきました。摂食障害の原因を幼少期の母親との関係に求めようとする考え方もその一つです。一方、遺伝ばかりを重視する立場の人たちからはさまざまな偏見や差別が生まれてきました。

　これらの混乱の解決に向けて、新たな手法の研究が行われるようになりました。いわゆる「双生児研究」です。一卵性双生児はまったく同じ遺伝子を持って生まれてきますので、二人の「性格」のちがいは遺伝によるものではなく環境によるものだと言えます。数千組の双生児からデータをとって複雑な統計解析をした結果、人間の「性格」のどの部分が「遺伝」によるものでどの部分が「環境」によるものであるかがわかってきました。クロニンジャーの「七因子モデル」もそのような手法で妥当性が確認されてきました。また、特定の遺伝子との関係も報告され、注目を集めてきました。

　クロニンジャーのモデルでは、人間の「性格」を七因子から成り立つものとして考えます。つまり、人間の「性格」を七つの軸で切って表そうとしたものです。クロニンジャーのモデルに従って「性格」を表現するときには、七つの因子についてそれぞれ何点、というふうに書きます。大勢の人を対象にして調べてみると、点数の低い人から高い人まで図のように分布していることがわかります［図3-1］。「偏っていること」イコール「『性格』が悪い」ということではなく、「個性が強い」ということです。七つの因子それぞれは独立していて互いに関連はありませんから、ある因子では平均的でも、ある因子では極端に偏っているという人もいます。

＊注：パーソナリティのこと。パーソナリティとは、その人の「もののとらえ方、ものの感じ方、行動の仕方」のパターンのことを言い、私たちが日常的に使っている「性格」という言葉のニュアンスに近いため、本書では「パーソナリティ」の訳語としてカギカッコつきの「性格」という言葉を使用します。

(1) 生まれつき決まっている四つの因子

七因子は、遺伝的な影響を強く受ける四つの因子（「冒険好き」「心配性」「人情家」「ねばり強さ」）と、環境的な影響を強く受ける三つの因子（「自尊心」「協調性」「精神性」）に分けられています。それぞれの因子が具体的にどういうものであるのかを簡単に説明しましょう。

❶冒険好き

専門用語では「新奇性追求」と呼ばれるもので、文字どおり「新しいものを追求しようとする性質」です。「心のアクセル」とも言われ、好奇心や衝動性などが含まれます。新しいものや珍しいものを見るとパッと飛びつく、というのは「冒険好き」による行動です。「冒険好き」のスコアが高い人は、好奇心が強くて積極的に行動する反面、がまんが苦手で行きあたりばったりな行動をとりやすいという傾向があります。「冒険好き」のスコアが低ければ、思慮深く計画的な行動をとる反面、考えや行動が硬直化しやすい傾向があります。

❷心配性

専門用語では「損害回避」と呼ばれるもので、文字どおり「損害を避けようとする性質」です。「心のブレーキ」とも言われ、心配性や怖がりを意味します。ちょっと不安なことがあると「心配だから……」と行動を止めてしまうのは「心配性」によるものです。「心配性」のスコアが高い人は、慎重で手堅い反面、緊張しやすく将来のことを思い煩《わずら》いやすいという傾向があります。「心配性」のスコアが低い人は、大胆な行動がとれる反面、楽観的になりすぎて失敗してしまうこともあります。

❸人情家

専門用語では「報酬依存」と呼ばれます。人からほめられたり認められたりという「報酬」を求める気持ちが強いという意味です。ほめられれば何でもやってしまう情のあつさがある反面、感傷的になったり依存的になったりしやすい傾向があります。報酬依存が低い人は、冷静で現実的な行動がとれる反面、他人に対して冷たいと見られてしまうこともあります。

❹ねばり強さ

専門用語では「固執」と呼ばれるもので、あることを一生懸命に辛抱強く続ける傾向です。「ねばり強さ」のスコアが高い人は、努力家でがんばる傾向がありますが、一つのことにこだわりすぎてしまうこともあります。「ねばり強さ」のスコアが低い人は、物事にこだわらずさばさばしている反面、あきらめが早すぎる傾向があります。

ここまでが、遺伝的な傾向が強いと言われているものです。これらの四つはいわば「性格」の骨組みを作るもので、四つがどのようなバランスで組み合わされているかがその人の生まれつきの個性ということになります。ここまでの時点ではまだ長所も短所もありません。骨組みに肉付けをして長所にしたり短所にしたりするのが、残りの三つの因子である「自尊心」「協調性」「精神性」です。

(2) 環境に左右される三つの因子

❶自尊心

クロニンジャーの用語では「自己志向」と呼ばれています。自分という存在や自分のやり方に対する信頼感とでも言うべきものです。

「自尊心」は、日本では「プライド」と混同されていることが多いかもしれません。でも、いわゆるプライドが高い人というのは、自尊心が低いものです。自分に自信がないから、偉そうな態度をとったり、自分がどういう扱いを受けるかに過敏だったりするのです。

「自尊心」は環境の影響を強く受ける三つの因子の中で、一番のポイントになるものです。「自尊心」が高い人は、遺伝的にかなり個性的な「性格」に生まれついても、自分なりに環境に適応していくやり方を身につけていきます。自分のやり方に自信があり、自己評価も高いですから、大きくバランスを崩したり、自分と他人の区別がなくなって他人に依存しすぎたり批判的になったりしないですみます。

遺伝的に決められた「性格」の骨組みを長所にするか短所にするかの重要なポイントの一つが「自尊心」です。「冒険好き」スコアの高い人が「自尊心」スコアも高ければ、自分の好奇心や衝動性を前向きに利用してどんどん新しい活動に手をつけていくことができるでしょう。ビジネスで成功するタイプにはこういう人が多いです。でも、「自尊心」が低いと、ただただ好奇心に駆られて衝動的にいろいろなことに手をつけては長続きせず、そんな自分が嫌でたまらない、ということになってしまいます。

❷協調性

「協調性」がもう一つの重要なポイントです。専門用語では「協調」と呼ばれています。「協調性」の高い人は、ほかの人の気持ちに敏感で思いやりの気持ちを持ちながら行動していくことができます。「協調性」の低い人は、他人の気持ちに配慮した行動をとるのが苦手です。

「自尊心」は高いけれども「協調性」は低い、という人の場合は、自分はしっかりと自分の道を歩んでいるけれど集団の中では浮いてしまったり対人関係でのトラブルが多かったりというタイプになるようです。反対に「協調性」は高いけれども「自尊心」は低いという人の場合は、まわりに流されてしまうようなことにもなります。

また、「性格」の偏りが自分や他人を苦しめる「パーソナリティ障害」の人は、「自尊心」と「協調性」が共に低いという特徴があることがわかっています。

❸精神性

専門用語では「自己超越」と呼ばれています。現実生活を超えた自然や宇宙への関心のようなものを意味します。これも重要な因子ですが、摂食障害には直接関係がないので説明を省きます。

2 摂食障害と「自尊心」

摂食障害の人の特徴として、私の患者さんのデータをはじめさまざまな調査の結果「協調性」が比較的高いということは注目に値します。「手がかからないよい子」というタイプにしろ、「明るくて社交的」というタイプにしろ、「協調性に問題あり」と思われているような人はほとんどいません。他人への配慮も十分で、それが十分すぎるためにかえって問題になるというパターンが多いのです。

一方、「自尊心」はかなり低くなっています。「自尊心」の低い人は、第8章でご紹介する認知行動療法から脱落しやすいと言われていますが、「自尊心」の高い人はそれだけ病気も軽症で治療にも乗りやすいということでしょう。「自尊心」が低い人は、病気そのものが難しい状態にあるだけでなく、治療もなかなか続かない、ということになります。

「自尊心」の低い人にとって、治療の効果が出ない、治療から脱落してしまった、といったこともすべては「自分のせい」ということになります。治療者への怒りを感じるにせよ、「それでも悪いのは自分だ」という感覚を捨て切れません。そして、「私は治療も続けられないダメな人間だ」「治療を受けても治らないほどこじれている」と感じるのです。そしてますます「自尊心」を低下させます。

「自尊心」の低い人に対して、挫折体験を与えるような治療は適切ではないのです。対人関係療法は、コミュニケーションの課題を患者さんがクリアーできなかったら、治療上のコミュニケーションを通して、ハードルをさらに下げます。このプロセスのすべてが治療になるのです。課題が達成できれば自信につながり、達成できなければ交渉能力が身につく、という具合に、「落第」のない治療法なのだと言えます。私が対人関係療法を強くお勧めする理由の一つがそこにあります。

(1) 育てられ方との密接な関係

「自尊心」が低いということは、自己評価が低い、自分に自信がない、ということです。だからこそ「デブ」という一言で過激なダイエットに走ったりするのでしょう。

「自尊心」の低さを作り出すものとして、虐待をはじめとする「育てられ方」の問題が挙げられます。最も頼りにすべき実の親から虐待を受けた、「産まなければよかった」と言われた、などというのは、「自尊心」を決定的に下げる原因となります。自分なんて生まれてくるべきではなかったなどと思ったら、自分の存在を肯定する気持ちになれるわけがありません。また、ふつうであれば子どもをかわいがるはずの親から否定されることで、「自分は人間としてできそこないなのだ」「自分はどこかおかしいにちがいない」という感覚を植えつけられることにもなります。

第2章でご紹介したハルカさんの場合も「自尊心」はかなり低くなっていました。ハルカさんの家では両親の仲が悪く、父は酒に酔うと母に暴力を振るっていました。「あなたたちがいるから離婚しないのよ」と母はよく子どもたちに言っていました。ハルカさんは「母は私たちを産まなければよかったと思っているんだ……」と、自分が生まれたことを申し訳なく思っていました。

その一方で、母はハルカさんの兄をとてもかわいがっていました。兄は真面目で優しく、母の自慢の息子でした。「お兄ちゃんは優しいのにハルカは……」「今日学校でハルカのことについて文句を言われたわよ。どうしてお兄ちゃんみたいにできないのかしら……」と言われるたび、ハルカさんは「どうせ私はお兄ちゃんとちがってダメなんだ」という気持ちを強くしていきました。

また、「女は勉強ができなくても何とかなるけれど男はそういうわけにはいかないから」と兄の教育ばかりに熱心な母親を見るたび、「私のことなんて母はどうでもいいんだ」と思いました。

また、過保護にされた場合にも「自尊心」は低くなります。次のユリさんの例を見てください。

●症例　ユリさん

小さな頃から明るくてまわりからは「かわいい子」と言われていました。商社勤めの父親、専業主婦の母親とも、ユリさんのことを過保護に育てました。いつもきれいな服を着て「お人形さんのよう」だと言われることも多かったそうです。

女子大に入学してしばらくした頃、生理が止まり、大学の診療室から紹介されて産婦人科を受診しました。身長一五七センチ、体重三八キロ。体重が少ないことが問題となり、拒食症ではないかと言われましたが、本人は「私は太りたいのに太れない」と主張し、母親も「うちではよく食べています。食べ過ぎなくらいなのに、拒食症なんてあり得ません」と言います。

内科で胃腸の検査をしましたが、特に異常なし。ストレスがあるのではないか、と内科から精神科を紹介されてきました。本人も母親も精神科受診は不承不承という態度でした。血液検査をしてみると、唾液《だえき》アミラーゼ（唾液中の消化酵素）の値が高くなっていました。過食症状のある人によく見られる現象です。過食をして唾液が次々と分泌されるので、血液中のアミラーゼの値が高くなってしまうのです。

よくよく話を聞いてみると、食事のときに太らなければと食べ過ぎて吐いてしまう。でも、それは自動的に吐いてしまうのであって、やせたいからではないと主張します。

一年間の通院を経て、さまざまな話をするようになり、小さな頃から過保護に育てられた自分がいかに辛かったかを語るようになりました。母親は、着る洋服も三つ編みの数も、母親の思いどおりにしないと許しませんでした。外で悪い子にすると家に帰ってからひどく叱られましたが、家ではわがままにしていても許されました。すべてを母親の基準で育てられ、何をするにも母親の意見を聞かなければ自信がなくなってしまいました。大学を決めたのも両親でした。ユリさんは勉強ができないわけでもなかったのですが、父親がコネを使って確実に入学できるようにしてくれました。

大学に入って、初めて自分で洋服を買ってよいと言われましたが、結局母親を呼び出して選んでもらわなければ買えませんでした。母親のお墨付きがなければ、何をするにも自信がありませんでした。が、あいかわらず「かわいい」「きれい」と言われることが多く、本当はほめられるような人間ではない、と思いながらも、「かわいくなくなる」ことを怖れていました。

大学の友人と食べ歩いたりするようになって少々太りました。「かわいくなくなる」のではないか、という不安にかられて、ダイエットを始めました。すぐにやせたのですが、だんだんイライラして過食するようになりました。その頃、友人が「食べ過ぎたから吐いてこよう」と言っているのを見て、驚きましたが、早速自分もやってみました。それからは、食べると吐かずにはいられなくなりました。

食事は怖くてほとんど食べられません。朝から、ほとんど何も食べずに学校に行ったり遊びにいったりし、夜中に過食嘔吐をしました。そして、体重は三八キロのまま固定しました。時々三八キロを超えると、過食嘔吐の時間が増え、体重が三七キロを切ると過食嘔吐は落ち着きました。

ユリさんは、親が洋服や髪型までうるさく決めてきたために、自分では自信を持って何も決められなくなってしまいました。ユリさんの「自尊心」も大変低くなっていました。ユリさんはいろいろな人から「かわいい」とほめられ、一見自信満々でした。「ユリさんみたいな人には、自信のない人の気持ちなんてわからないでしょうね」などと言われたこともありました。そんなユリさんの内面が自信のなさでいっぱいだったとは、だれも気づいていなかったでしょう。この「ずれ」もユリさんのストレスとなり病気の進行へとつながっていったのだと思います。自分で試行錯誤を繰り返しながら少しずつ自分のやり方を見つけていく、そして失敗したときでも「大丈夫。失敗も含めて、あなたという存在に価値があるのよ」というメッセージを送ってくれる身近な人がいる、そのことが「自尊心」を育てていくためのキーポイントとなるのです。

第2章でご紹介したマリコさんは、ハルカさんやユリさんほどは「自尊心」が低くありませんでしたが、それでも低めだったのは、「私はいてもいなくてもどうでもいい存在」だと思っていたからです。両親は妹のことにかかりっきり、手のかからない自分は夕食づくりなどに便利に使われるだけで、両親は自分の気持ちに関心も持っていなかった、とマリコさんは振り返ります。母は忙しいから、自分が代わりに夕食を作る。母は疲れているから、自分が癒やしてあげる。妹は問題が多いから、両親が自分にかまう時間はない。では、自分は何なのだろう？　と考えてみ

[表3-1] 「自尊心」を決めるポイント

	自尊心を決めるポイント	自尊心を低下させる例
1	存在そのものを肯定されるか	最大の味方であるはずの親からの虐待、常に他人と比較されてけなされる
2	努力を正当に評価されるか	努力を評価される前にケチをつけられる、努力が当たり前のこととして特に評価されない
3	自分なりの試行錯誤が許されているか	過保護な親にすべて先回りして決められてしまう
4	自分の意見を表現することが尊重されているか	意見を言うと「生意気だ」「わがままだ」などと却下されてしまう

ると、その存在は「いてもいなくてもどうでもいい」ということになってしまうのではないでしょうか。

［表3－1］に「自尊心」を決めるポイントを整理してみました。

なお、摂食障害の人は「わがまま」と言われることが多く、それが「自尊心」をさらに低下させるという問題は、第1章でとりあげた通りです。また、過食嘔吐という症状に自己嫌悪を抱くことによって、さらに「自尊心」は低下します。第6章から摂食障害の治し方を説明していきますが、そのポイントはあくまでもこの「自尊心」を高めることにあるのだということを念頭に置きながら読んでいただければと思います。

(2) 思春期に発症する理由

なぜ摂食障害は思春期に発症することが多いのか、ということも、実は「自尊心」と関係があります。

多くの患者さんが「小さい頃はもっと自分に自信があった。

でも、いつ頃からか、自分に自信がなくなって他人に極端に気を遣うようになってきた」と言います。友人に批判的なことを言われたなど、きっかけが明らかな人もいます。でも、たいしたきっかけを思い出せないというケースもあります。

拒食症も過食症も思春期の発症が多いのは、なぜなのでしょうか。

子どもの頃、私たちは親を中心とする大人たちの価値観や人間関係の中で「子ども」として暮らしています。常に、親を通して社会と接触していると言ってもよいでしょう。しかし、思春期になると、親から一定の距離を置いて、自分なりの価値観や人間関係を育てなければならなくなります。そのための生物学的なプロセスが「反抗期」なのだと思います。それまで絶対的な存在だった親を疎ましく思うことによって、自分の周囲に精神的な空間を作り、さまざまな試行錯誤を積み重ねながら自分の価値観や人間関係を築き上げていくのです。自分の新たな価値観や人間関係の中に、親の価値観や親の存在が位置づけられると、思春期が終わり、大人になります。

思春期を健康に乗り切るには、ある程度の「自尊心」が必要です。思春期は揺らぎと試行錯誤の連続ですが、「自尊心」が低すぎると、揺らぎに振り回されたり、深く傷ついてしまったりします。また、試行錯誤をする勇気も持てないということにもなります。ユリさんのように、「自分は親がいなければ何もできない」と思い込んでいる人は、親から独立して自分の価値観や対人関係を育てることができません。外見は大人になっていくのに、精神的に大人になれないので、摂食障害などの問題が起こってくるのです。

また、親が子離れできずに自立の邪魔をするというような場合にも、問題が起こります。親離れする能力はあるのに親から「親離れをしないで」というメッセージを受け取り続けると、子どもは親離れに罪悪感を抱き、自分なりの価値観や人間関係を築くことに後ろ向きになってしまいます。「あなたはずーっとお母さんと一緒よね」などと言葉で親離れを阻害する人もいれば、子どもが何か自立に向けた行動をとると体調が悪くなる親もいます。親が子どもの自立をネガティブなものとしてとらえると、子どもの「自尊心」は育ちません。

(3)「自分を知る」ことの意味

「自尊心」は、摂食障害のみならず心の健康全般を考える上でとても重要な概念です。「自尊心」を高く育てることが、まちがいなく心の健康を守ることにつながります。

「生まれつき決まっている四つの因子」は、「自尊心」を高めるために重要な役割を担っています。どういうことかと言うと、「冒険好き」スコアの高い人は、どんなにそれを変えようと努力したとしても、生きている限り「冒険好き」なのです。ところが、「冒険好きはよくない」ということを言われつづけると、自分を否定することになり、結果として「自尊心」を低めることになってしまいます。「自尊心」を高める大きなポイントの一つは、「自分をよく知る」ことです。自分の努力では変えることのできない「生まれつき決まっている四つの因子」を認識し、それをプラスに生かしていくことが、「自尊心」を高めることにつながるのです。

たとえば、私たちは子どものころ、親や教師からよく「ねばり強さ」を求められます。「ねばり強くないこと」イコール「できの悪い子ども」のように言われます。ところが、「ねばり強さ」は生まれつき決まっている因子で、このスコアが低い人はどう逆立ちしてもねばり強くなれないのです。そのことを責められると、まわりに反発すると共に、自分のことを嫌いになっていきます。

しかし、「ねばり強さ」が生まれつきの因子だということを知り、自分はそのスコアが低いということを知れば、自己否定の悪循環から逃れることができます。その代わりに、「自分はねばり強くない。普段はそれでも仕方ない。でも、ここぞというときは、あと一歩がんばることにしよう」と決めることができるのです。同時に、さっぱりした自分の気性を長所として認識することもできるでしょう。「私は根に持つタイプではないから安心してください」と人に言うこともできるでしょう。こうやって生きられる人は、「自尊心」が高い人なのです。

第4章と第5章で、過食症と拒食症それぞれに特有な「生まれつき決まっている因子」をお話しします。それは「こういう人だから病気になる」ということを決めつけるためではなく、自分をよく知って「自尊心」を高めるためであるということをあらかじめお伝えしておきます。「自尊心」を高めることは、病気の治療にプラスになるだけでなく、さまざまな心の病の予防法だからです。

第4章
過食のメカニズム

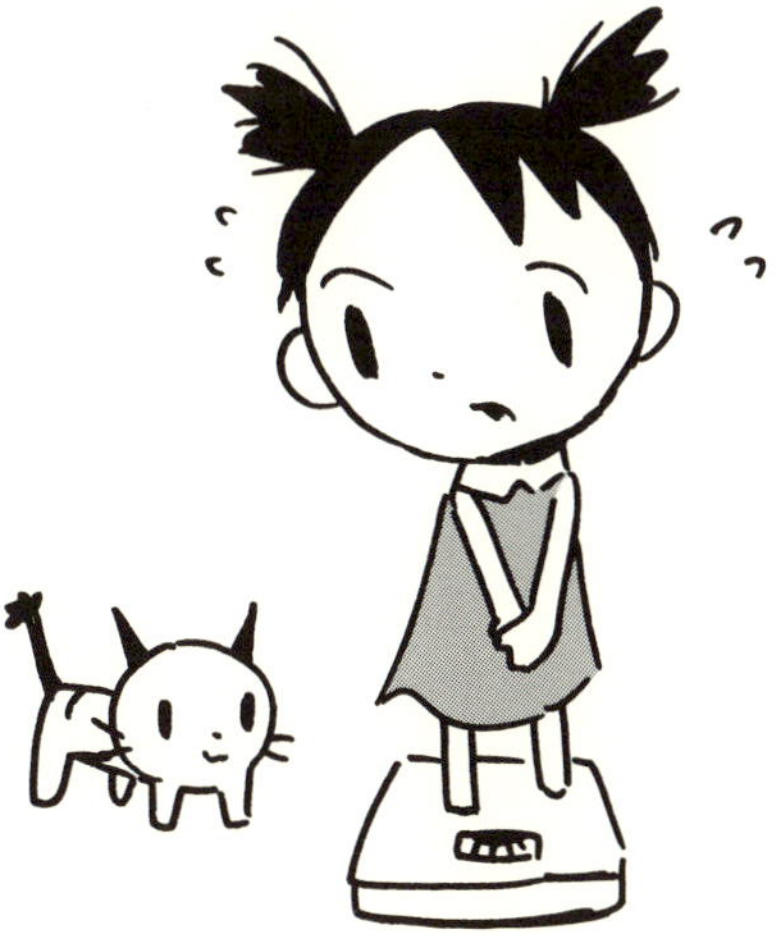

1 「食べたい」病気ではなく「やせたい」病気――ダイエットの反動としての過食

過食症は、過去約三〇年間に欧米先進諸国で急増してきたもので、ほとんどが女性に起こる病気です。これらの特徴から、「女性はやせている方が美しい」という画一的な価値観との関係が指摘されてきました。私が診た患者さんも皆その価値観に縛られており、「女性はやせている方が美しい」という価値観が過食症の背景として不可欠であることはまちがいないと思います。

一方で、過食症発症の約半分が遺伝的に決められているという調査もあり、遺伝的な影響も大きい病気であることがわかっています。

「過食症」という病名から、ふつうの人は、過食症とは「食べたい病気」だと思っています。でも実は過食症は「やせたい病気」です。「やせたいのなら食べなければいいではないか」と思うでしょうが、やせようとしてダイエットする反動として過食が起こるのです。

無理に節食するとその後に反動でたくさん食べてしまうという経験を持つ人は多いと思います。

また、ワカメやコンニャクなどでおなかを一杯にしても、何となく満たされずに過食してしまうようになります。人間の身体で脳に「もう食べなくてよい」という信号を送るのは、炭水化物や脂肪です。ワカメやコンニャクなどでいくら胃を膨らませても、「もう食べなくてよい」という信号がいつまでも脳に伝わらないため、「もっと食べたい」という状態が続いて過食という行動に走ってしまいます。もともと「やせたい病気」の人たちですから、過食すると「太ってしまう！」とパニックになり、自ら嘔吐したり下剤を乱用せずにはいられない、というのが過食症の構造です。

拒食症は「やせたい病気」で過食症は「食べたい病気」だと考えている人もいますが、実際はどちらも「やせたい病気」であることに変わりはありません。拒食症の場合は、その結果が「やせる」という形で表れ、過食症の場合は、その結果が「反動としての過食」という形で表れるだけなのです。その証拠に、過食症の人は、まともな食事をとらない人が多いのです。過食以外にほとんど食べていないという人もいます。過食以外に食べている人も、「過食するつもり」のときは高カロリーのものを好んで食べるのに対し、「過食しないつもり」のときは超低カロリーのものにする、というふうに、明らかに区別しながら食べています。このことに気づかない家族が、「だっていつも何でも食べているじゃないの」と、「過食しないつもり」のときにカロリーの高いものを勧めてトラブルになるのも珍しくないことです。

2 「ストレス解消」のための過食

「反動としての過食」のほかに、もう一つ、「ストレス解消としての過食」があります。これは、ふつうの人でもストレス解消のためにする「やけ食い」と同じ種類のものです。

最近注目されている摂食障害の一種に、「むちゃ食い障害」というものがあります。ストレス解消の手段として過食を繰り返す人たちのことです。過食がひどいため、肥満につながったり、社会生活がまともに送れなくなったり、過食に対して抱く罪悪感のために抑うつ的になったり、という問題が起こってきます。

むちゃ食い障害の人たちは、過食症の人たちとはちがって、「やせたい気持ち」がそれほど強くありませんし、自分の体型について比較的正しい認識を持っています。過食とダイエットを繰り返すことも多いのですが、ダイエットはあくまでも肥満解消のためです。やせるために自分から嘔吐したり下剤を乱用することもありません。過食症とは「食べたい病気」なのではないかと思っている人たちのイメージに近いのは「むちゃ食い障害」の方だと思います。

本書は「やせたい気持ち」に基づく拒食症と過食症を中心に扱っていますが、むちゃ食い障害にも第8章で述べる対人関係療法が有効です。

過食症の過食は、「ダイエットの反動としての過食」と「ストレス解消としての過食」の両方が混在しています。前者をなくすためには、きちんと食事をとって必要な栄養を摂取していく必要があります。対人関係療法が効くのは後者の過食ですが、ひどいストレス状況下ではきちんと食事をしようという気持ちにもなりませんので、対人関係療法は間接的には前者のタイプの過食にも効果を表すと言えます。

3 「冒険好き」の「心配性」がなりやすい

(1) 過食症を作る「性格」

「やせたい病気」である過食症を作り出す背景として、「女性はやせている方が美しい」という社会の価値観が重要な役割を担っていることは確かですが、同じ社会環境にあっても、すべての女性が同じこだわりを持ち、同じ行動をとるというわけではありません。ダイエットにまったく関心がないという人もいますし、関心はあっても生活を左右するほどではないという人もたくさんいます。また、同じ心の病でも、摂食障害ではなく別の病気になる人もいます。なぜ、「やせたい」ということがある人にとって重要なテーマになるのか、というのが第一の疑問です。

一方、「やせたい」という願望は一般の女性の間にも広く見られます。女子高校生の九割が

「やせたい」と思い、四割が実際は不要なダイエットをしているのです。でも、「やせたい」と思ってダイエットをする人のすべてが摂食障害になるわけではありません。実際に過食症にまで至る人は若い女性の一～三パーセントと報告されています。「やせたい気持ち」を「やせたい病気」にまで至らせるものは何なのか、というのが第二の疑問点です。

これらの疑問点を解決するために、私はある研究をしました。「過食症の人」「ダイエットをしたことがあるが摂食障害になったことのない人」「ダイエットをしたことのない人」の三つのグループを比較したのです。過食症の人は、「やせたい気持ち」を「やせたい病気」にまで発展させてしまった人と言えます。ダイエットをしたことはあるが摂食障害になったことのない人は、「やせたい気持ち」からダイエットはしたけれども、「やせたい病気」にはならなかった人です。

この三つのグループの「性格」を第3章で紹介したクロニンジャーのモデルを使って比較したところ、〔図4－1〕のような結果が出ました。

これを見ると、ダイエット経験者とダイエットをしたことのない人のちがいは、「冒険好き」にあることがわかります。つまり、同じ社会環境で生活していても、ダイエットをする人はダイエットをしない人よりも「冒険好き」のスコアが高いということです。ちまたにあふれるダイエット情報を見て、「冒険好き」な人なら、持ち前の好奇心と行動力で「私もダイエットしてきれいになりたい！」「あのダイエット方法を試してみたい！」とダイエットをしてみるのでしょう。「冒険好き」スコアの低い人は、比較的保守的な人が多く、あまり流行の情報に流されたり飛びついたりはしません。

「冒険好き」によってダイエットをしてみるところまでは、ダイエット経験者も過食症の人も同じです。そして、そこにプラスアルファである「心配性」スコアの高さがあると、ダイエットから過食症に進んでいきます。

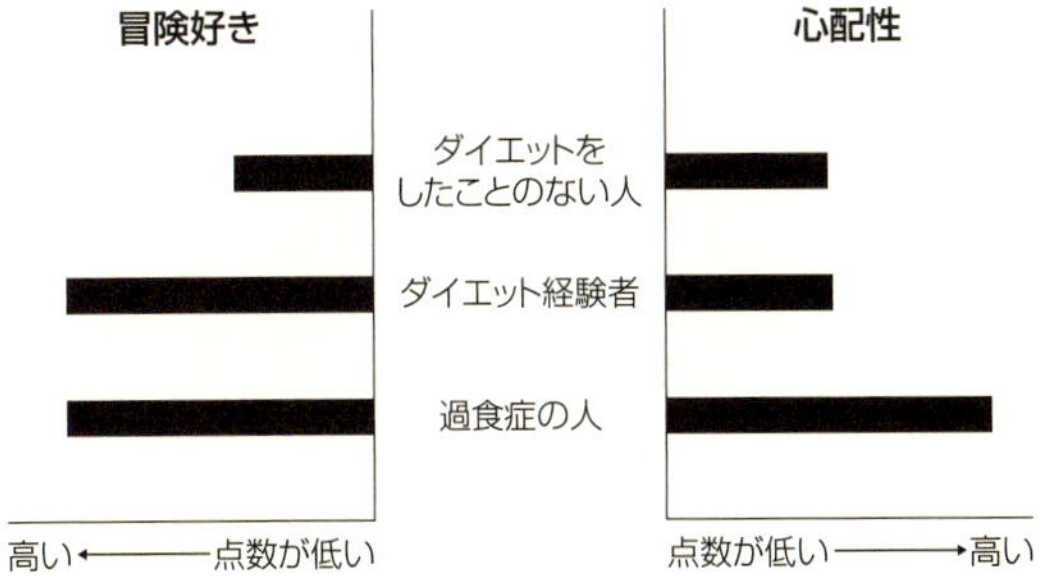

［図4-1］過食症の人の遺伝的な「性格」の特徴

「心配性」の人は、いろいろなことを心配したり怖がったり恥ずかしがったりしますから、ほかの人と同じような環境にさらされてもそれをストレスとして感じやすいのです。また、ストレスを解決するために何らかの行動を起こすことも躊躇《ちゅうちょ》してしまうため、ストレスをため込みやすいと言えます。

ストレスがたまると、「やせたい気持ち」は強まります。特に、自分に自信がないという人は、「やせればすべてが解決するのではないか」「やせればもっと自信を持って生きられるのではないか」と考えます。そして、性急にダイエットを進めます。すぐに結果を求めるのは「冒険好き」の人によく見られる特徴です。しかしもちろん結果はすぐに出ませんので、新たなストレスの種になります。また、ダイエットそのものも大きなストレスです。ストレスを抱えた「冒険好き」の人は、望んでいる結果も出ないまま、ストレスを伴う何かにじっくり取り組めるような状態にはありません。結局すぐに過食に走ってしまいます。

また、「心配性」の人は、ダイエットの失敗を気楽に受け入れることができません。過食を後悔し、さらにストレスをため、「やせたい気持ち」がより強まり、嘔吐をしたり、別のダイエット方法を試したりと、どんどん悪循環に陥っていくのです。こういう状態に陥ると、自己評価が極端に低下してきます。ダイエットを続けることができずに過食に走る自分を「情けない」と恥じ、そんな自分をだれも好きになってくれるわけがないからやせなければならない、やせない限り自分は前向きに生きられない、という思考回路になってくるのです。

ほかの多くの病気にもあてはまることですが、症状はストレス度を表します。喘息持ちの人は、ストレスが増えると発作がひどくなります。過食症も同じです。ストレスが増えると、過食嘔吐の症状は悪化します。ストレスが減ると、「ただのやけ食い」程度になるわけです。

「心配性」はかなりの程度生まれつき決まっているものであり、過食症が治ってもあまり変化しません。ですから、単なるダイエットを過食症へと進める因子は「心配性」そのものというよりも、「心配性」によって招かれるストレスであり、「心配性」によって招かれる悪循環の思考パターンであると言えます。自分が「心配性」であることを知らなければ、その結果として起こってくるストレスや思考パターンにも対応できませんから、自分を知るということはここでも大切なのです。

(2) 心のアクセルとブレーキの板ばさみ

ところで、ここまで読んでこられて、「心のアクセル」である「冒険好き」と「心のブレーキ」である「心配性」が共に高いというのは矛盾しているのではないか、と思われた方もいるのではないでしょうか。

ある意味では、この「矛盾」が、摂食障害のような病気につながりやすいとも言えます。通常、ストレスがあまりない状況では、ブレーキよりもアクセルの方がやや強い状態でバランスが保たれており、用心深いながらも積極的にいろいろな活動ができます。しかし、ストレスが増えると、ブレーキが強くなってしまいます。「心配性」は、たしかに大部分が生まれつき決まっているのですが、「うつ」の度合いによってある程度変化することが知られています。もともと「心配性」の人は、ストレスが高まって気分が落ち込むと、ますます「心配性」になってしまうのです。何かをしようと思ったときに、気分が落ち込んで自分に自信がなくなっていると、「うまくいかなかったらどうしよう」「人から馬鹿にされるかもしれない」という気持ちが強まる、ということは多くの人に経験があるのではないでしょうか。

このように、「心配性」スコアが高まると、アクセルとブレーキの間にはさまれて身動きがとれない状態になってしまいます。「いろいろとやってみたいけれどもできない」という欲求不満の状態になってしまうのです。「ストレス解消としての過食」が起こってくるのは、まさにこの状態です。つまり、ブレーキが強まって望んだ活動ができない状態のときにアクセルを満足させるのが過食や嘔吐なのです。

過食嘔吐には、刺激的な要素があります。「冒険好き」スコアが高い人は、刺激を好む傾向があります。この刺激は、買い物、アルコール、覚醒剤、セックスなどにも共通するものがあり、摂食障害の人は、買い物依存症、アルコール依存症、薬物乱用、性的逸脱などを同時に抱えていることもあります。もちろん、すべての人ではありません。

しかし、過食嘔吐や病的な買い物などの「満足」は、決して満ち足りることのない「満足」で、常に「もっと、もっと」という状態になります。身近な人との関係も歪んできます。続けることによってストレスが高まり心のブレーキが強まってくるので、アクセルとブレーキのバランスはますます悪くなってしまいます。

第6章以降で述べる過食症の治療法が、主にストレスの軽減に重点を置いたものであることは、このような「性格」の特徴とも関係があります。目標は、心のブレーキを弱めて、アクセルの方をやや優勢にすることです。

(3) 過食症はこうして成り立つ

以上をまとめると、［図4－2］のようになります。まず、発症に必要不可欠な背景として、

「女性はやせている方が美しい」とする社会的価値観があります。そして、「冒険好き」の女性が、「やせてモデルのように美しくなりたい」と思ったり「自分をコントロールできているというイメージ」に憧れたりして、「やせたい気持ち」を衝動的にダイエットという行動に移します。「心配性」でない女性は、ダイエットを試みてもそれが過食症に発展しにくいのですが、「心配性」の女性は過食症へと進みやすいのです。特に、ストレスが強いとそうなります。ふつうの人のダイエットは長続きしません。「心配性」でない、あまりストレスをためこまないタイプの人は、ダイエットがあまり成功しなくてもくよくよと思い悩んだりせず、病的な状態にもなりません。でも、「心配性」で、しかもストレスを抱えている人は、「やせればすべてが解決するはず」と、どんどんダイエットにのめりこんで、失敗しては自己評価を低下させ、過食症に陥っていくのです。

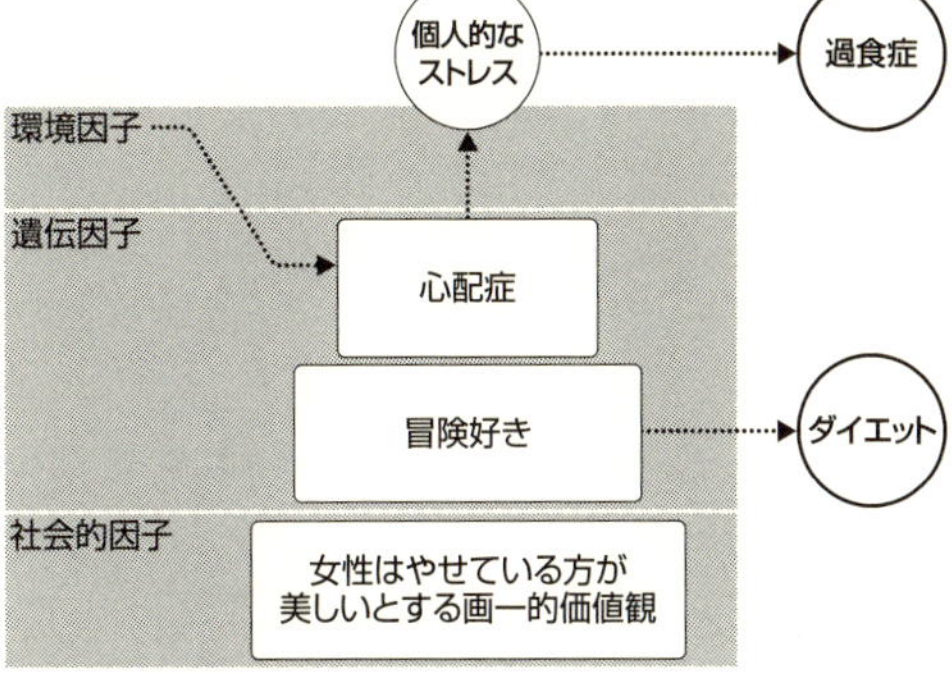

［図4-2］過食症の病理モデル

このメカニズムは、第6章以降で実際の治療法を説明すると、もっと深く理解していただけると思いますが、過食症の成り立ちにストレスが関わっている以上、過食症を治すということは、つまりストレスを解決することになるわけです。

4 過食の効用

過食症の患者さんが来られると、ご本人とご家族にだいたいいつも言うのは、「過食は今の○○さんに必要なものなのです」ということです。

過食は、ストレス度を示すものであると同時に、ストレスを緩和するために身体が考え出した自己防御反応でもあります。決してストレスの解決にはならないのですが、とりあえず苦しみに直面しなくてすむ、というその場しのぎの効果があります。

ですから、無理やり過食という手段を奪うことは、患者さんから安全を奪うことになります。患者さんが家出したりするのはこんなときです。あるいは、過食をしていることを徹底的に隠すようになります。今でもひどい過食症状に苦しんでいるのに、家族はとっくに治ったと思いこんでいる、などというケースにもしばしば出会います。こういうケースでは、過食の事実のみならず、自分の気持ちなどもすべて隠していますから、困ったことになっても家族にはまったく相談しないのです。「心配させないこと」だけが家族の存在意義のようなおかしなことになってしまっていて、家族が家族として機能しなくなっています。

入院などで過食を無理やりがまんさせると、一時的に収まったように見えても、その後ますますひどくなります。患者さんは、「治ったと思ったらまたひどくなった」というふうにこの事態を受け止め、「やっぱり自分はダメだ」とますます「自尊心」を低下させてしまうのです。

また、「過食をやめさせること」にばかりこだわると、アルコールなど別の手段に依存することにもなります。アルコール依存よりは過食の方が、アルコールという物質による影響がない分はるかに対応しやすいのに、です。過食、性的逸脱、自傷行為、というような症状をセットで持っている人の場合、私は「より後遺症が残るもの」を緊急課題として、それらをなくすために過食をあえて推奨します。「知らない人とセックスをすると傷つくし取り返しのつかないことになるかもしれない。あなたは大切な人なのですから、危険なことは勧められません。過食ですむのなら過食をしてください」と伝えるということです。それでも性的逸脱が止まらない人の場合は、できるだけ安全を確保できるように対策を話し合います。

過食のおかげでそれなりにバランスがとれているのですから、過食に感謝こそすれ、忌み嫌う必要はないのです。「過食のおかげで、何とか自分はバランスを保って生き延びている。そのバランスは、あまり気持ちのよいものではないけれど……」という認識をすればよいのです。

治療は、過食に代わる本質的なストレス対応策を身につけていくことと言えます。しかし、治療のプロセスが進むまでは、まだしばらくの間、過食に頼る必要があります。「もうしばらくの間は、過食のお世話になろう」と前向きにとらえただけで、ぐっと過食が減る人もいます。過食に罪悪感を抱くことが、過食をさらに悪化させていたからです。

5 過食のエネルギーは、「怒り」と「罪悪感」

「ストレス発散としての過食」をするときの気持ちを表現してください、と言うと、ほとんどの人が「モヤモヤ」「イライラ」などと言います。「どういう気持ちか、もう少し説明してください」と言うと、説明できる人もいますが、特に症状が重い人は、うまく説明できないことも多いものです。「とにかくモヤモヤするんです」「とにかくイライラするんです」という具合です。

この「モヤモヤ」や「イライラ」を対人関係の中で理解し解決していくのが第8章で述べる対人関係療法の一つのポイントなのですが、「モヤモヤ」「イライラ」というのを簡単に言えば、ネガティブな感情であり、特に、自分や他人への怒り、そして不安ということになります。自分に対する怒りは、「罪悪感」「自責の念」などと呼ばれるものです。

本来解決すべきところでストレスを解決できずに、自分の中に抱え込んでしまうと、そのような状況を作り出した相手に腹が立つと同時に、そんな自分にも腹が立ちます。行き場のない「モヤモヤ」「イライラ」は、過食によってしか解消されない、ということになります（「解決」ではありません）。

あるいは、何らかの不安があるけれどもそれを直視して解決できないときには、やはり過食によってつかの間の安心感を得るしかない、ということになります。

どちらも、「心配性」と低い「自尊心」のために問題解決を避けてしまい、その結果蓄積したネガティブな感情が過食に向けられているという構造に注目してください。

怒りや罪悪感、不安を増すようなことをすると、過食はますますひどくなります。つまり、怒りや罪悪感や不安そのものが過食のエネルギーなのです。過食をやめられない自分が嫌いだと思えば、過食はひどくなります。あるいは、「こんなことを続けていたら自分はどうなるのだろう」と思えば、やはり過食はひどくなります。「過食が今の自分に必要なものだと認める」という気持ちの切り替えができると、過食は少し楽になります。

過食を治していくためには、怒りや罪悪感をできるだけ抱え込まないようにすること、やたらと自分を責める習慣を変えていくこと、また不安があるときにはまわりの人の力を借りて解決していくこと、などが重要なのです。

第5章

拒食のメカニズム

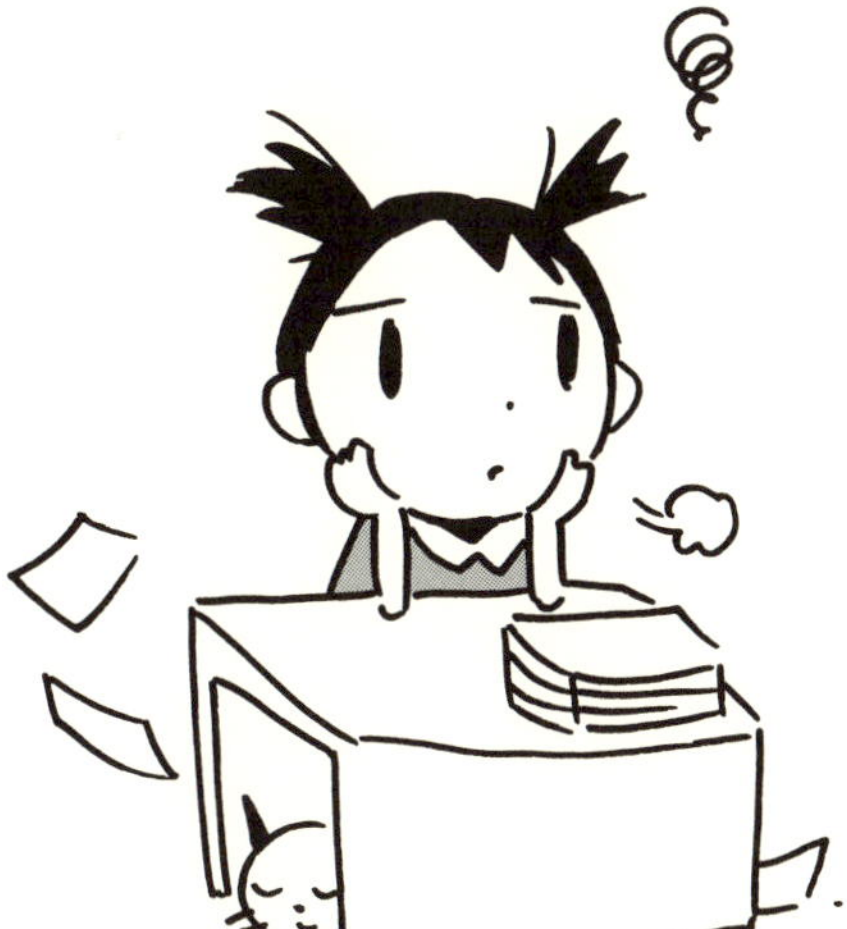

1 「過食を伴う拒食症」と、「過食を伴わない拒食症」

拒食症は、「過食を伴う拒食症」と「過食を伴わない拒食症」に分けて考える必要があります。この二つはまったく異なる病気で、なりやすい「性格」も異なり、互いに移行しあうこともないからです。「過食を伴わない拒食症」の人は、本書の過食に関する章は読まなくてけっこうです。

摂食障害の各タイプの病理イメージは、［図5－1］のようになります。図中の「拒食の要素」、「過食の要素」は、「拒食」「過食」それぞれを作る要素で、まとめると［図5－2］のようになります。「拒食の要素」については、後で詳しく説明します。

「過食を伴わない拒食症」には「過食の要素」が欠落しているのが大きな特徴で、「過食を伴う拒食症」には「拒食の要素」と「過食の要素」の両方が存在しているのが特徴です。拒食症から過食症へと移行する人の場合は、「拒食の要素」と「過食の要素」のバランスによって拒食期の長さなどの経過が決定します。

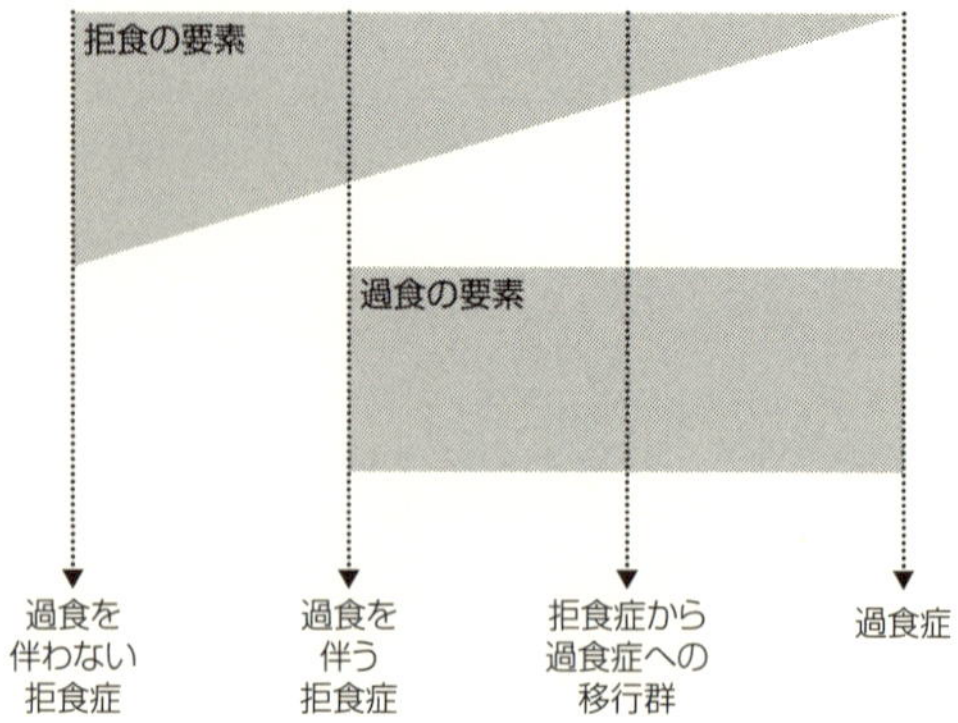

［図5-1］摂食障害の各タイプの病理イメージ

拒食の要素

《拒食を作る「性格」》
- 「心配症」
- 「ねばり強い」

《理由》
- 達成感・安心感のため
- 体重増加恐怖症

《主な症状》
- 食べないことで体重を低く保とうとする

過食の要素

《過食を作る「性格」》
- 「冒険好き」なのに「心配症」

《理由》
- ダイエットの反動
- ストレス

《主な症状》
- 過食嘔吐
- 下剤乱用

［図5-2］「拒食の要素」と「過食の要素」

第3章でご紹介したユリさんは「過食を伴う拒食症」です。「過食を伴わない拒食症」と同じように、「怖くて」食事はほとんど食べられず、体重を三八キロに保っています（拒食の要素）。そして、過食症と同じように、過食嘔吐をしています（過食の要素）。

「過食を伴う拒食症」の患者さんには、「拒食の要素」と「過食の要素」が共に強く存在します。

「過食を伴う拒食症」は一般に治るのに時間がかかりますが、それは、この病気の複雑さを理解することが難しいということも一因だと思います。

「過食を伴う拒食症」の方には、本書のすべてを読んでいただく必要があります。拒食症と過食症が混ざった病気だと思っていただければよいと思います。第4章の「過食のメカニズム」も、体重が低く保たれているということ以外はすべてあてはまりますし、「拒食の要素」と「過食の要素」の両方が治療の対象になります。

2 「やせたい」病気ではなく「太るのが怖い」病気

「拒食の要素」を説明するために、「過食を伴わない拒食症」について考えてみましょう。このタイプの拒食症の患者さんと接していると、その「やせたい気持ち」が過食症患者のものとは異なるということに気づきます。

過食症の患者さんにとっては「やせること＝美しくなること」であり、「やせて流行の服が着られるようになりたい」という願望と直接結びついています。やせてきれいになれば自分に自信が持てるのではないかと思っています。過食症の患者さんや「過食を伴う拒食症」の患者さんは、ダイエットに成功してやせてくると、派手な化粧や服装になったり、自分のやせた身体を誇示するような外見になったりします。

一方、「過食を伴わない拒食症」では、やせても保守的な外見を崩さず、むしろ自分のやせた身体を隠すような服装をすることが多いようです。また、「やせて流行の洋服が着られるようになりたい」という「願望」よりも、「太るのが怖い」という「恐怖」に支配されている印象を受けます。

このような「やせたい気持ち」は、「女性はやせている方が美しいという画一的価値観」に基づくものとは質的に異なると考えた方がよいでしょう。

拒食症の人にとっての「やせること」には二つの要素があります。

一つは努力しただけの「結果」が得られる達成感と安心感です。拒食症になる人は、きちんとした性格の人が多いです。「きちんとした」というのは、自分のやり方で身の回りをコントロールしておきたい、ということです。あいまいなことや雑然としたことは苦手です。これは単なる好き嫌いの次元を超えて、「そうでなければ不安になる」というほど強いものです。

拒食症が発症するタイミングを見ると、たいていが、「何かがコントロール不能な状態に陥ったとき」です。それは自分の成績であったり、友人関係であったり、家族のことであったり、さまざまなのですが、「自分ががまんして努力すればできていたこと」ができなくなったときに、病気が発症することが多いのです。直接のきっかけは、マリコさんのように体型に関することを言われたというケースもあれば、たまたま体調が悪く食べられない状態が続いて体重が減り、だんだんとそれにとらわれてくる、というケースも多いのですが、その頃の生活状況をよくよく聞いてみると、「それまでは努力すればトップクラスだったけれども、進学校に入って、どんなに努力しても成績が下位になった」とか、「親しいと思っていた友人が突然冷たくなった」とか、「家族の干渉がどんどん強まって辛さが増してきた」というように、何かしら自分ではコントロール不能な状況に陥っているのです。

思春期になると、より複雑な人間関係の中で生きるようになりますから、自分の努力だけでコントロールできることは減ってきます。対人コミュニケーション能力を磨いたり、自分の価値観を現実的なものに修正したりすることが思春期の意義そのものなのですから、この時期には「自分の力だけではどうしようもないこと」との折り合いのつけ方を学んでいくことになります。ところが、拒食症になる人は、「自分さえがまんして努力すれば」というそれまでのやり方を変えないので、不適応を起こしてしまうのです。

そんなときに、「やせること」というのは強い味方になります。食べなければ体重が減ります。体重が減れば、身体が軽くなります。混沌とした思春期に、自分がコントロールできる唯一のものに思えるかもしれません。思春期に突入していくだけの「自尊心」が育っていない場合や、きっかけとなったストレスが強い場合、思春期のテーマに向き合わずにそれまでのやり方にしがみついて「やせること」に逃避してしまうのです。

もう一つの要素は、「恐怖症」です。男性恐怖症や高所恐怖症などと同じです。最初に恐怖を覚えたときには理由があったかもしれないけれども、その後その「理由」がなくなっても条件反射的に恐怖を覚えるというような状態を言います。怖がる理由がないことが理屈ではわかっているのに、どうしても怖い、というものです。

拒食症の場合は「体重増加恐怖症」ですから、体重を増やすことの必要性が頭ではわかっているのに、怖くて増やせないということになります。最初は自分がコントロールしている感覚を得るためにやっていたことによって、今度は自分がコントロールされてしまうのです。病気の経過の途中からは、「達成感・安心感のための拒食」よりも「恐怖症としての拒食」の方が目立ってきます。本人もそれが理にかなっていないということはよくわかっていますから、説得しても意味はありません。

3 「心配性」と「ねばり強さ」が拒食症を作る

クロニンジャーのモデルで調べると、「過食を伴わない拒食症」の人たちは「心配性」と「ねばり強さ」が高くなっており、「冒険好き」はふつうの人よりもむしろ低くなっています。「ねばり強さ」というのは、あることを一生懸命に辛抱強く続ける傾向です。「ねばり強さ」が適度に高ければ努力家でがんばり屋という性質になりますが、極端に高くなるとこだわりが強すぎて柔軟性がなくなります。「ねばり強い」ので、ダイエットを三日坊主に終わらせず、また、過食に走ることもなく、拒食を辛抱強く続けることができるのです。「過食を伴わない拒食症」の人の中には、もう何年も同じ食品だけを毎日食べ続けている人も少なくありません。ふつうの感覚だと「飽きてしまわないの？」と思いますが、「ねばり強」く、「心配性」のために食べるものを変えることが怖くてできません。本人は必死で「ちがうものが食べられるようになりたい！」と思っていたとしても、変えることができないのです。

「過食を伴わない拒食症」の人の「冒険好き」スコアが低いということは、その「やせたい気持ち」の性質が過食症のものとは本質的にちがうことを示しています。つまり、過食症の人にとって、「やせたい気持ち」は「やせて美しくなりたい」という「変化への願望」です。これは主に「冒険好き」に基づくものです。そして、拒食症の人にとっての「やせたい気持ち」は、「太るのが怖い」という「変化への恐怖（心配性）」であり、やせた状態への「ねばり強さ」なのです。「心配性」だから、人と衝突することを避けて、代わりにやせてしまうのです。「心配性」だから、ひとたびやせてしまうと恐ろしくて体重を増やすことができなくなるのです。恐怖症は、「心配性」と関連の深い症状であることがわかっています。

マリコさんにとって、病気のきっかけは「デブ」という一言でした。でも、この一言によって「やせてきれいになろう」と思ったというよりは、やせれば批判的なことを言われないですむと思った方が大きかったと言っていました。いじめをきっかけに拒食症になる人も、「やせればいじめられなくなると思った」というものです。このことからも、「過食を伴わない拒食症」の「やせ願望」を作るのは「冒険好き」というよりも「心配性」であることがわかるでしょう。

4 「よい子がなりやすい」と言われる理由

「拒食の要素」を持つ人は、周囲から「おとなしい」「自己主張しない」「まじめ」「勉強がよくできる」などと言われることが多いようです。よく、拒食症になる人は「よい子タイプ」が多い、などと言われるのもこのためです。

マリコさんも、第2章で「小さい頃から勉強もでき手のかからない『よい子』」で「真面目な性格」と紹介しましたが、典型的な「心配性」で「ねばり強い」性格でした。これらの「性格」がうまく機能しているうちは、失敗を怖れてよく勉強し、衝突を怖れて相手の言うことを聞き、つまらない宿題でもねばり強く取り組みますので、日本社会では「よい子」と呼ばれるでしょう。ところが、思春期にはいろいろな試行錯誤をする必要があり、「よい子」でいるだけでは大人になることができません。マイペース型のマリコさんも、家族の都合に振り回されてストレスをためていきますが、「よい子」のままではそれを解決することができないのです。どこかで「よい子」をやめる決意をしなければ、病気へと向かっていくことになります。

また、「両親は、『この子は大丈夫だから』とマリコさんにはあまりかまわなかった」そうですが、「よい子」には往々にして家族の目が向かなくなります。「よい子」なので自分ではストレスを表現できない上に、家族もストレスに気づいてくれず、ますますストレスがたまっていくのです。

そして、ひとたび病的な状態になると、「心配性」「ねばり強さ」という「性格」が、今度は病気を悪化させる方向に働いて自分を苦しめるようになります。

5 過食症に転じる人と転じない人のちがい

「過食を伴わない拒食症」に見えた人が、「過食を伴う拒食症」に移行したり過食症に移行したりすることもあります。クロニンジャーの七因子モデルで「性格」を調べたときに「冒険好き」スコアが高ければ、移行の可能性は極めて高いので、最初からそのことを視野に入れた治療をする必要があります。

また、「過食を伴わない拒食症」の人は、一般に回復期に一時的な過食になります。それまで足りていなかった栄養を取り戻すのですから、たくさん食べて当たり前なのですが、それが単なる回復期の過食なのか、新たな過食症状の始まりなのか、その判別ができないと治療の方針を誤ることにもなりかねません。本人も心配になります。「冒険好き」スコアが低い患者さんの場合には、安心してどんどん食べてもらえます。

このように、患者さんの「性格」を知ることは、その後の経過を予測する上でもとても役に立ちます。

第6章
摂食障害の治療に必要な考え方

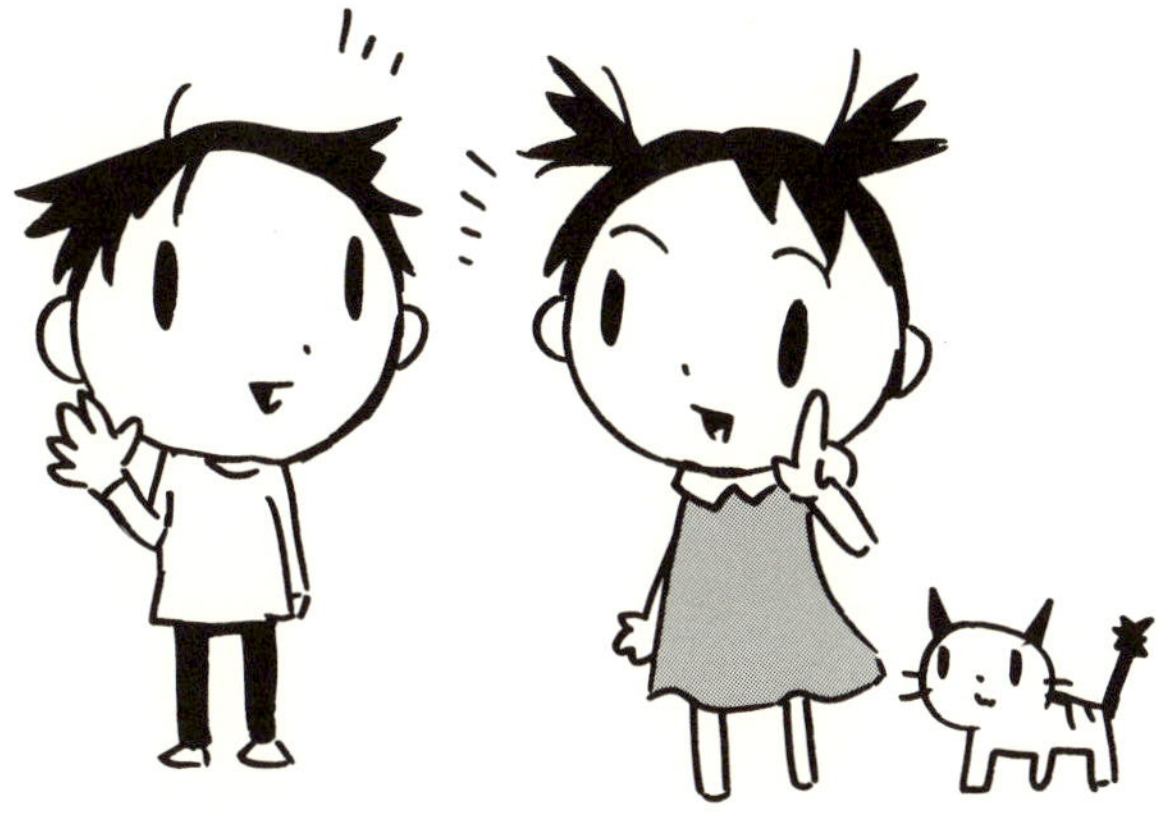

1　治療に臨む基本姿勢

本章では、私が今までに成果を上げてきた治療法の基本的な考え方を説明します。この考え方に基づいて行う対人関係療法の詳細は第8章で述べます。

(1)「やせたい気持ち」を異常だと思うのをやめる

摂食障害に取り組むには、まずは「やせたい気持ち」を問題視するのをやめる必要があります。拒食症も過食症も、基本的には「やせたい病気」であるということを第4章・第5章で述べてきました。そして、患者さんの家族は「なぜこんなにやせたがるんでしょう。ふっくらしている方が魅力的なのに……」と言ったり、「今は飽食の時代だからいけないのだ。飢えている国の人のことを考えたらやせたいなどと言っていられるわけがない。甘やかして育てたのがいけなかった」と言ったり、とにかく「やせたい気持ち」に焦点をあてがちです。そして、「やせたい気持ち」を何とかするように、説得しようと試みます。

しかし、「やせたい気持ち」というのは、「女性はやせている方が美しい」という社会的価値観に基づくものです。モデルや俳優はみんなガリガリ、テレビや雑誌の話題はダイエット満載、店にはダイエット食品が売られ、スポーツクラブでは「スリムな身体を作る！」というキャンペーン、女性が甘いお菓子に手を出すと「太るよ」という軽口、ダイエットに成功すると「きれいになったねえ」とのほめ言葉、こんな環境では「やせたい気持ち」を持たない方が不思議なくらいです。

「そうは言っても程度の問題だ」と思うでしょう。そう、すべては「程度」なのです。「やせたい」と思う気持ちそのものが病気なのではなく、そのこだわりの強さが病気なのです。ですから、問いかけるべき疑問は、「なぜやせたいか」ではなく、「なぜそこまでやせたい気持ちにとらわれて生活のバランスが崩れているのか」ということなのです。

なお、「過食を伴わない拒食症」の「やせたい気持ち」は性質がちがうものだということを前章でお話ししました。それは恐怖症と言えるものであって、本人も頭では「おかしい」とわかっているのですから、やはり説得する意味はありません。

(2) 摂食障害は「わがまま病」と思うのをやめる

「治らないのは、意志が弱い証拠」

「すべては気の持ちようなのだから、しっかりすれば治る」

「病気だと思い込んで自分の責任を放棄している」

「だれでも辛いことを乗り越えてがんばっているのだから、がんばれないのは甘えだ」

摂食障害の患者さんは、こんなことを思い込んだり、まわりの人から言われたりしています。

このような考え方から脱することができない限り病気は治りません。

これらのどこがいけないのでしょうか。

❶「治らないのは、意志が弱い証拠」「すべては気の持ちようなのだから、しっかりすれば治る」

これらは、この病気の本質を理解していない考え方です。「自分がしっかりしていればちゃんと食べられるはず」「過食嘔吐という症状は意志の弱さから起こる」というのは、一見もっともなようですが、実は大きなまちがいです。摂食障害の症状は、本人の意志の力で抑えられるようなものではなく、ストレスが高まると自然と出てきてしまう症状なのです。身体がインフルエンザウイルスに感染すると熱が出て節々が痛くなるのと同じことです。ストレスを解決することなく「意志が弱い」などと責めて新たなストレスをかけると、ますますストレスが高まり症状がひどくなる、という悪循環に陥ってしまいます。症状を止める一番の方法は、症状は何らかの理由があって起こっているのだということを認め、正しい治療を受けることです。

❷「病気だと思い込んで自分の責任を放棄している」

これも、摂食障害の症状は、あくまでも意志でコントロールできる範囲内のものだとする考え方です。ここでは「摂食障害は病気である」ということを再確認する必要があります。摂食障害は、社会的因子の上に遺伝的因子があって、そこにストレスが加わって起こる、れっきとした「病気」です。効果的な治療法も存在し、治療を受けて回復した人もたくさんいます。

「摂食障害は病気ではない」と考えてしまうと、なかなか治療に乗れず、治りが遅れてしまったり、周囲からの心ない言葉によって傷つけられたりしてしまいます。摂食障害の人の責任は、自分が病気であるということを認め、良質な治療を受けて、少しでも早く健康な自分を取り戻すことなのだということを、しっかりと心に留めておく必要があります。

専門的には、これを「病者の役割」と呼びます。治療の第一歩は、患者さんに「病者の役割」を与えること、つまり病気であるというレッテルを貼るということです。「病気のレッテルを貼るなんて、ひどい」と思うかもしれませんが、そんなことはありません。病気ではないと思うからこそ、「あの人は過食を言い訳にして仕事もろくにやらない」「家族が一生懸命稼いだお金をどんどんトイレに流してしまっている」「ちょっとくらいがまんして食べるのがつきあいというものなのに」などと他人から非難され、また自己嫌悪にも陥るのです。病気というレッテルが貼られると、その瞬間から、その人の役割は「治療を受けて早く回復すること」となります。同様に、周囲の人の役割も、「治療に協力して早く回復してもらうこと」となるのです。

❸「だれでも辛いことを乗り越えてがんばっているのだから、がんばれないのは甘えだ」

辛いことを乗り越えてがんばって生きている人はたくさんいます。でも、人はそれぞれちがいます。

人間のストレス度を決めるのは、大ざっぱに言うと、環境と自分の「性格」です。同じような環境にいても、受け取る側が繊細だと、それだけストレス度が高くなるのです。逆に、鈍感な人は、同じだけのストレスにさらされても、ストレス度としては低くなります。繊細な人と鈍感な人はそれぞれ長所と短所があり、どちらがよいとも悪いとも言えません。自分の「性格」がよいか悪いかを決めるのではなく、自分の「性格」をよく知り、それを受け入れて生きていくことが大事です。

また、「自尊心」が低いと、同じ困難でも乗り越えるのが難しくなります。「どうせ私なんて」と思ってしまうからです。「自尊心」の高い人はスパルタ教育にも比較的耐えることができますが、「自尊心」が低い人に対して同じことをやってしまうと、さらに「自尊心」が低下し、ますます困難を乗り越えにくくなります。一つの手法が万人に適しているわけではないのです。「自尊心」の低い人の問題を解決するには、「自尊心」を高めるしかありません。ところが、「がんばれないのは甘えだ」などと言ってしまうと、ますます「自尊心」を低下させることになります。人間は社会的な存在であり、「自尊心」は、まわりの人とのやりとりの中で育まれるものだということを知っていれば、「甘えだ」と非難するよりも「一緒にがんばろう」と言ってあげる方がはるかに価値があるということを理解していただけると思います。

その人の置かれた状況がはたから見て恵まれたものであっても、その人が現に病気になっているということは、それに見合うストレスがあったということです。その事実を「甘えている」と否認しても仕方がありません。目標は、甘えないことではなく、自分の問題を知ってきちんと解決していくことです。

(3)「どうせ自分は治らない」から抜け出す

治療をしようとすると、「でも、私はどうせ治らないと思う」と言って治療に積極的にならない患者さんが案外いるものです。特に、治療が難しい局面に入ると、このようなセリフが目立ってきます。

人間の自己防御能力はよくできたもので、かなりストレスのある環境でもそれなりに適応してしまうものです。第4章でも触れましたが、患者さんは、摂食障害という病気になることによって、自分のバランスを保っていると言えます。そして、「治る」というのは、その「バランス」を崩すことにほかなりません。

変化にはストレスがつきものです。どんなに不健康なバランスであっても、そのバランスを一度崩して変化させていくことには覚悟がいります。それで「どうせ私は治らない」と、その場にとどまろうとしてしまうのです。摂食障害の人は皆さん「心配性」なのですから、変化を怖れるのも無理はありません。

でも、身体は正直にできています。病気の症状が「このままではダメだ」ということを、繰り返し知らせてくれているのです。ですから、思い切って、今の不健康な「安定」に見切りをつける必要があります。変化するときには一時的にストレスを感じるものですが、今のストレスに比べればほんの短い間の、先が見えたストレスです。乗り越えることで必ず達成感が得られますし、その先には今よりも有意義な生活が待っているのです。

今の不健康な「安定」に逃げ込まず、健康な、本当の意味での安定に向かう勇気を持つことが治療の第一歩であると言えます。

(4) 大切な相手に病気のことを伝える

私の治療は、まず大切な相手に自分が病気であることをきちんと打ち明けるところから始まります。この「大切な相手」というのは、配偶者や恋人や親など、その人に何かがあったときに自分の情緒に最も大きな影響を与えるような人です。専門的には「重要な他者」といいます。一般に、未婚者の場合は親、既婚者の場合は配偶者、親密な関係の恋人がいる場合は恋人が、「重要な他者」になります。

長年摂食障害に苦しんでいるという人でも、大切な相手には何も伝えていないというケースが案外多いものです。なぜ伝えられないかというと、相手が親の場合には「伝えると叱られるから」「伝えると管理されるから」「伝えると心配されるから」などという理由が圧倒的です。一方、相手が恋人や配偶者の場合には「伝えると嫌われるから」「伝えると軽蔑されるから」という理由が多くなります。

私は対人関係療法を行いますので、「重要な他者」の協力が得られないと治療ができません。また、「叱られるから」「管理されるから」「心配されるから」「嫌われるから」「軽蔑されるから」という理由で相手に肝心なことが話せないという行動パターン（「心配性」によるパターン）を扱うことが治療の中心になります。ですから、治療の第一歩として、必ず「重要な他者」に病気のことを伝えてもらいます。

病気について伝えることについて、患者さんの抵抗が最も強いのは恋人です。「食べ物を吐いているということが知られたらふられてしまうのではないか」などと心配になるからです。しかし、摂食障害は短期で治る病気ではありません。また、相手との関係も病気に大きな影響を与えています。「相手に気づかれないうちに病気を治してしまおう」という発想そのものが非現実的ですし、そもそも「病気だと知られたら嫌われるのではないか」というのは「太ってしまったら嫌われるのではないか」と同類の発想であると言えます。病気を持っていても、太っていても、自分という存在を受け入れてもらえるという安心感が持てなければ、相手との関係そのものがストレスを生み出し続けるわけですし、病気も治らないでしょう。また、第9章で詳しく述べますが、摂食障害という病気が治ったあとでも、「やせたい気持ち」にとらわれやすい傾向は、ある意味では一生の弱点にもなり得るものです。このようなパターンを理解できないどころか軽蔑するような人とつきあっても、一生苦しむだけでしょう。

私が診てきた患者さんの中で、恋人に病気のことを打ち明けてふられたという人は一人もいません。むしろ「そんな大切なことをなぜ伝えてくれなかったんだ」と自分が信用されていなかったことを責めたり、「何となく気づいてはいた」とあらためて納得する人もいたり、今までの奇妙な言動の理由がやっとわかって安心したという人もいます。そして、患者さんの側でも、「思い切って相手に伝えてみたら受け入れてくれた」というだけの理由で過食症状がずいぶん落ち着くこともあります。病気を大切な人に隠すというのは、それほどのストレスと不安感を伴うものなのでしょう。「いつ見破られるだろうか」「どうやって隠そうか」と思いながら人と親しくつきあうのは大変なことです。

相手側から見ても、十分な情報を与えられないというのは大きなストレスです。何となく悩んでいるようだけれど、なぜかわからない。よく不機嫌になるけれども、それが自分のせいなのかどうかはっきりしない。トイレがいつも臭くて吐いているようだけれど、そんなことを直接聞いていいのかどうかわからない。そもそも、自分がどうしたら相手の役に立てるのかがまったくわからないのです。

「病気らしい」ということまでは気がついている家族もいますが、本当に知ってほしい部分は伝わっていません。病気であるということだけでなく、「自分の気持ちをうまく伝えられないために、ストレスがたまってかかる病気で、コミュニケーションの練習をすることが治療になる」ということを知ってもらうことが大切なのです。それがわかれば、相手も「わがまま病」などとは言わないでしょう。私の治療を受ける方には、拙著『「やせ願望」の精神病理』を必ず家族にも読んでもらうことで、正しく理解してもらうようにしていました。その改訂版である本書も、ぜひ有効に活用していただきたいと思います。

もう一つ大切なことは、なぜ今まで伝えることができなかったのかをできるだけ詳しく伝えることです。「伝えると嫌われると思った」「伝えると管理されると思った」などと具体的に話すことによって、お互いの関係の問題点をわかってもらいやすくなるでしょう。

(5) 拒食・過食の症状はストレスの表れと理解する

だいたいの心の病気や身体の病気は、症状がストレス度を表す機能を持っています。ぜんそく持ちの人は、ストレスが高まると発作がひどくなる傾向にありますし、アトピー性皮膚炎の人は、ストレス状況下で皮膚症状がひどくなる傾向にあります。摂食障害もまさに同じです。

ストレスがたまると摂食障害が発症します。そして、その後の経過も、ストレスによって大きく左右されます。

一般に、「やせたい気持ちが特に強まるとき」「過食が特にひどくなるとき」に何が起こっているかに注目してみると、だいたいのストレスの傾向がわかります。人から誤解された、傷つけられた、相手との関係に絶望した、親から怒られた、大きな課題に直面してパニックになってしまった、人が親しさを求めてきたけれどもどうしたらよいかわからない、などというときに症状が重くなることが多いのです。

症状がひどくなったときに「もう絶対に治らない」とその波にのまれるのではなく、症状がひどくなったときこそ「自分のストレスを見極めてやろう」と積極的に取り組んでいく姿勢が必要です。この姿勢は病気が治ってからもずっと必要になるものです。病気の間は「症状がひどくなるとき」が注目すべきポイントですが、病気が一度治ってからは「症状がぶり返すとき」がポイントになります。いずれにしても、そのようなときに一歩下がって冷静に自分のストレス源を見つけることが大切です。

2 「拒食の要素」と「過食の要素」に分けて考える

以上が、摂食障害を治す上での基本的な姿勢です。その上で実際にどうするか、ということを、「拒食の要素」と「過食の要素」に分けて考えていきたいと思います。「拒食の要素」というのは、簡単に言うと、体重を低く保とうとする要素です。そして、「過食の要素」というのは、過食や嘔吐や下剤乱用をする要素です（p.90［図5－2］参照）。

治療法を考える上では、それぞれの要素に対応する治療法をはっきりさせ、それを組み合わせて治療をしていくのが私のやり方です。「過食を伴わない拒食症」の人は「拒食の治療」だけをすればよく、現在過食症の人は「過食の治療」だけをすればよいのです。「過食を伴う拒食症」

の人は、「拒食の治療」と「過食の治療」の両方を組み合わせる、ということになります。

「過食を伴わない拒食症」は、単に食べないことによって体重を低く保とうとするタイプで、過食嘔吐症状は持たないものです。このタイプの人でも、回復過程で一時的に過食ぎみになることはありますが、そのまま過食症に移行することもありませんし、病気が最も重症のときには過食症状はまず起こらず、「過食の治療」はまったく必要ありません。

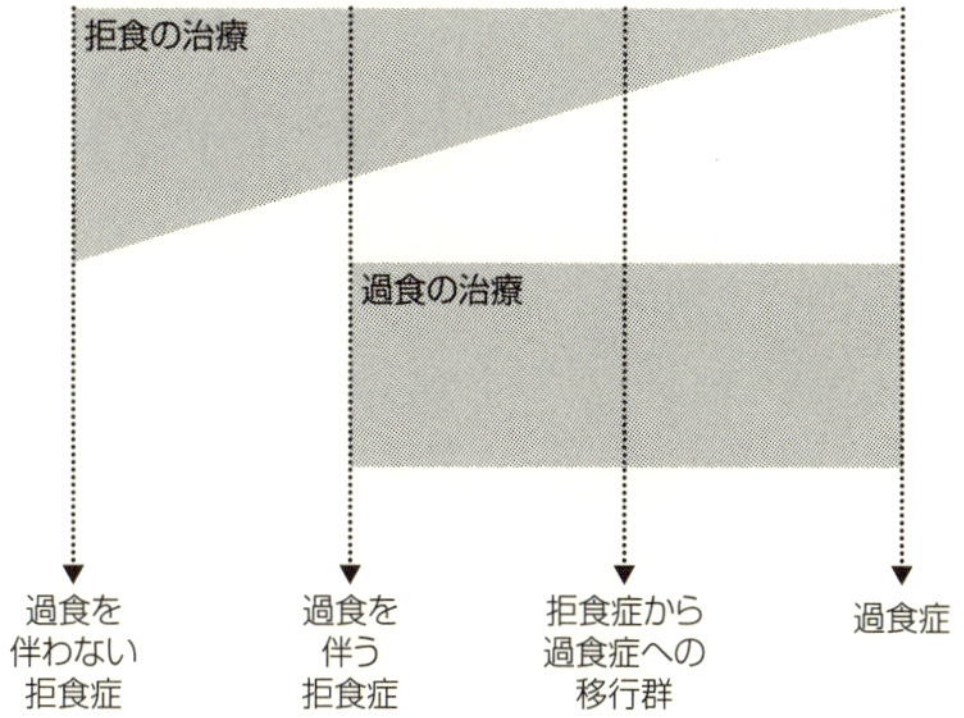

［図6-1］摂食障害の各タイプにおける治療の組み合わせ

一方、最初は拒食症に見えたけれども途中から過食症に転ずる人もいます。このタイプの人は、「過食を伴わない拒食症」の人とは「性格」もまったくちがい、もともと「過食の要素」を持つ人です。最初は拒食症であったけれども現在は体重も正常となり過食症であるという人は、基本的には「過食の治療」だけを行えばよいということになります。しかし、拒食症であった期間が長い人、たとえば一年以上拒食症だったという場合には、ふとした拍子に再び拒食に陥っていくこともありますので、「拒食の治療」も参考になる点が多いと思います。

3 過食の要素への取り組み方

やせてきれいになりたい、でもダイエットするとイライラして過食してしまい、太りたくないから吐いたり下剤を使ったりする……、というのが「過食の要素」です。

過食の人の特徴的な「性格」については第4章で述べました。「冒険好き」と「心配性」が共に高いという特徴です。「冒険好き」は「心のアクセル」と呼ばれています。いろいろなことに興味を持ち、すぐに行動に移してみたいと思います。行動の仕方も、人に言われたようなやり方ではなく、自分の気持ちのおもむくまま自由にやりたいと思うのです。

一方、「心配性」は「心のブレーキ」と呼ばれています。何かをしようと思っても、「うまくいかなかったらどうしよう」「人から馬鹿にされるかもしれない」「人に心配をかけてしまうかもしれない」などと考えてしまい、行動に移すことができなくなります。

心のアクセルもブレーキも強いというのは、ちょっと考えただけでもストレスがたまりそうな性質です。自由にどんどん行動したいと思うのに、それにブレーキをかけるのも自分の心だからです。ストレスがあまりない状況では、ブレーキよりもアクセルの方が強い状態でバランスが保たれており、用心深いながらも積極的にいろいろな活動ができます。しかし、ストレスのたまった状態では、ブレーキが勝ってしまい、「やりたいけれどもできない」というジレンマに陥ってしまうのです。

たとえば、第2章でご紹介したハルカさんは、ブティックを経営している知人から、「時間があるんだったらお店を手伝って」と言われています。ブティックで働くことには憧れもあるので、ぜひやってみたいと思います。でも、「過食がひどくなると毎日働けないのではないか」「こんなに太った私がブティックで働くなんて笑われるのではないか」などと考えてしまって一歩が踏み出せません。

また、小学校の同窓会のお知らせを見て悩んでいます。ハルカさんにとって、小学校時代は楽しい日々でした。懐かしい友達に会えば、自分の原点に戻れそうな気もします。でも、「太ったと言われるのではないか」「同窓会で過食したらどうしよう」などと躊躇してしまうのです。

昔の自分だったら、どちらもホイホイと行ってみたはずです。行ってみて、あまりおもしろくないと思ったら「ああ、失敗した」と思って少々落ち込むだけで、また興味がおもむくまま別のところに行ってみたでしょう。でも、今はそれができなくなってしまっているのです。「もしも○○だったら」「どうせ○○だから」などと考えてしまって身動きがとれないのです。そして、

「もう少し病気がよくなったら簡単にできるようになるかもしれないから、それからにしよう」と思ってしまいます。そして、ブティックで働けない自分、同窓会にも出られない自分をさらに卑下してしまうのです。声をかけてくれた知人や同級生たちに申し訳ない、という気持ちにもなります。

(1) 心のブレーキを外すトレーニング

この「いろいろとやってみたいけれどできない」という欲求不満の状態から脱するには、一歩一歩の努力が必要です。「性格」を変えることはできませんから、まずは自分の「性格」がアクセルもブレーキも強いものであることを自覚することが必要です。そして、目標を「ブレーキよりもアクセルがやや強い状態に持っていく」ことに置きます。目標に向けての第一歩は、ストレスを軽くしてブレーキを弱めることです。病気が重い時期には、まったく自分に自信がもてないし、人の言うことも完全には信用できず、自分の力でブレーキを弱めることなど、とてもできません。でも、治療の力を借りてストレスを軽くしていけば、「まあ、失敗しても何とかなるだろう」という楽な気持ちになって、アクセルの方が勝ってきます。そうするといろいろな活動が楽しめるようになります。

ある程度ストレスが軽くなってきたら、二歩目として、意識してブレーキを外していくことが必要です。あれこれ心配しているよりも、実際に行動してみるとうまくいったり、失敗しても楽しめたりするものです。自分がやりたいことに気づいたら、「心配」「気が進まない」という心のブレーキを、思い切って一歩乗り越えてみることです。実は、「冒険好き」の人は、この「意識してブレーキを外す」という作業を楽しむことができるものです。いつもの自分だったら後込《しりご》みしてしまうことを、今回は思い切ってやってみる、というのは実は何よりも刺激的なことなのです。そして、そんな作業を繰り返しているうちに、自分は必要なときにはブレーキを外すことができるのだという自信がついてきます。これは「自尊心」を高めてくれます。

ハルカさんも、ブティックはあきらめましたが（「自尊心」を低めないように、「今ブティックで働くと、『いや』と言えずに自分に負担をかけるパターンからまだ抜け出せないだろう。今は、働かないという選択が、自分を大切にする選択だ」というふうに考えてもらいました）、同窓会の方は一日だけということもあり、思い切って出席してみました。同窓会の前日には、不安が強まり、過食嘔吐もひどくなりました。その不安に巻き込まれて断念しそうになりましたが、「これは心のブレーキなのだ」と意識して、思い切って当日出かけていきました。

懐かしい友達に会って、「ハルカ、全然変わらないね」「いつも明るくていいね」と言われ、自分はこんな状態でも他人からはそれほどひどく見えていないのだということがわかりました。ずいぶん大きな自信になった、とハルカさんは興奮して私に報告してくれました。

もちろん、よい結果が伴う場合だけではありません。失敗することもあります。でも、失敗はだれにでもあります。それよりも、「不安だったのにやってみた」ということを評価していけば、自信につながっていきます。

また、好奇心が強く活動的な人は、成功や失敗の波が大きいものです。そういう激しさを楽しめればよいのですが、同時に「心配性」で傷つきやすい「性格」のため、波に振り回されてしまうこともあります。そんなときのための用心として、何か地道な努力を続けておくとよいでしょう。冒険として楽しめる部分（当たりはずれのある部分）と、地道な満足を与えてくれる部分（当たりはずれのない部分）を、両方とも確保しておくと、バランスがとれて安心です。

ハルカさんにとっても、同窓会に出てみたらどうなるかというのは「当たりはずれのある部分」です。たまたま今回はうまくいきましたが、もしもだれかに「太ったね」などと言われていたら、死にたくなって戻ってきたでしょう（一応、そう言われたときの用心として、「へえ、そうでもないけど、そう見える？」という返し文句を練習してはいきましたが）。「当たりはずれのある部分」は当たれば大きな元気を与えてくれますが、それにすべてを賭けていると、うまくいかなかったときに立ち直れなくなってしまいます。

「当たりはずれのない部分」として、ハルカさんは、お花を習い始めました。週に一度だけですが、これだけはどんなに調子が悪くても続けることにしました。生活の中で大失敗があって「私はやっぱりダメな人間だ」と落ち込むときにも、「でもお花だけは毎週通えている」という根本的な安心感がハルカさんを支えています。

(2) 過食を抑えつけない

過食を治療する際には、まず「過食を抑えつけない」ことが第一の課題となります。過食を治すのに過食を抑えつけないというのは矛盾していると思われるかもしれません。でも、これは「やせたい気持ち」を異常だと思うのをやめるのと同じく、問題の本質を見るために重要なことです。

過食嘔吐をやめれば病気が治る――そんなふうに思っている人は多いものです。たしかに、過食嘔吐という症状は辛いものなので、何とかしたいと思う気持ちはわかります。しかし、この病気はそんなに単純なものではありません。

第4章で述べたように、過食はストレスの高さを示すものであると同時に、現在何とかバランスをとるための自己防御反応です。治療においては、過食という不健康な方法でバランスをとる必要がなくなるように、ストレスの解決を目指していきます。しかし、治療のプロセスが進むまでは、もうしばらく過食の力を借りる必要があるのです。まずは、今まで過食嘔吐をすることで何とかやってきた自分を認めてあげるところが出発点になります。

過食嘔吐を無理やり抑えつけると、かろうじて保っているバランスが崩れてしまいます。無理やりがまんすればそれ自体が大きなストレスになりますし、がまんできずに過食すれば自分を責めてしまいます。結局、ストレスはさらに高まり、過食に走る気持ちがますます強まるのです。

このような悪循環は、患者さんが本来抱えているものであり、注意が過食に向けば向くほど、自分のストレスは何か、どうすればそれを解決できるのか、という本質的な問題から目を背ける結果になってしまうのです。

過食嘔吐は自分でがまんしさえすればよいのだ、がまんできないのは自分の努力が足りないのだ——というふうに考えている限り、この病気はよくなりません。そんなことよりも、自分はどういうときに過食したくなるのか、どういうときに過食がひどくなるのかを冷静に見極めていくことの方がずっと大事なことです。そもそも、がまんして抑えられる程度のものなら、病気として苦しむこともないでしょうし、とっくによくなっているはずでしょう。

過食嘔吐はこの病気の本質ではなく、精神的な辛さの一つの指標にすぎません。また、覚えておいていただきたいのは、過食嘔吐は一番最後に治る症状だということです。まず、今の自分に満足できる感覚を持つことが先です。過食嘔吐は、そのうちに、気がつくと治っています。コミュニケーションを整理して対人関係の問題を丁寧に解決していくと、過食は「怒り」や「罪悪感」というエネルギー源を失っていきます。習慣としての過食は少々残りますが、だんだんと、「時間がもったいない」「疲れるからやめておこう」というふうに、過食という習慣から離れていくことができるのです。

過食から先に治そうとすると、「本当の問題」の解決に使うエネルギーが無駄に使われてしまって、結局は治りが遅くなります。

なお、過食はストレスからばかり起こるものではありません。十分な炭水化物や脂肪をとっていない人は、生物学的にも過食に陥ります。「飢餓状態」になると、ネズミでも過食するのです。これは、精神的な問題とは別次元の反応であり、生きていくために十分なエネルギーを摂取しようとする身体の要求なのです。このような場合に、過食だけをがまんしようとしても、それは不毛な努力です。一時的に収まっても、すぐにまた始まります。過食を抑えるには、とにかくちゃんとしたものをちゃんとした量食べるしかありません。私は、こういう過食については、身体の正常な反応だということを説明して、「これだけ身体をいじめているのに、まだ健康に働いてくれてよかったですね」と感謝を促すことにしています。

なお、過食以外の日常生活についても、第8章で述べる対人関係療法の課題以外には基本的に患者さんの自由にしてもらいます。たとえば、早寝早起きを強制したりはしません。生活上のさまざまな決めごとを家族とのコミュニケーションの材料として利用することはありますが、生活習慣に焦点をあててしまうと患者さんが直視しなければならない対人関係の問題から逃げやすくなってしまうからです。

対人関係療法を進めていく中で、人間関係の量を増やそうということになれば、アルバイトを勧めたりすることはありますが、あくまでも人間関係の量を増やしていろいろな対人関係パターンを試してみることが目的です。

(3) 病気を言い訳にしてよいときと悪いとき

ハルカさんの例のように、何かをしようとしても、「どうせ過食が邪魔をするだろうからできるわけがない」と思う患者さんは実に多いです。もともと、「心配性」な人たちですから、何かをしようと思ったときに「どうせうまくいかないのではないだろうか」と考えがちな傾向にあるのですが、過食という症状が加わると、すべての言い訳を過食に求めるようになってきます。

過食症状のある人でも、何かに熱中したり楽しんだりしているときには、不思議と過食の衝動はなくなるものです。過食の衝動が起こるのは、不安や不満が強いときや、退屈を感じるときなどが多いのです。「どうせ過食が邪魔をするだろうから……」という言い訳は、実は、「きっと不安を感じるだろうから」「きっと不満に思うだろうから」「きっと退屈するだろうから」と言い換えることもできるのではないでしょうか。本当に向き合うべきなのは、過食ではなく、これらの不安・不満・退屈といったものなのだと思います。そして、それらに直接向き合おうとするのが対人関係療法です。

私の治療を受けた患者さんが、こんな手紙をくれました。

「どうせ何をやったって過食が邪魔をする。できっこない」という考えしかなかった自分に、「とにかくやってみよう」という気持ちを引き出してくださったのは先生です。彼に病気のことを告げたのも、会社で嫌な思いをしたときも、克服できたのは、先生が「やってみてください。やってみてダメだったらそれから考えればよい」と言ってくださったから。何だかいつも先生がそばにいてくれたような気持ちがして、心強かったです。

彼女は、自分は過食症という厄介な病気を持っているので一生人並みに暮らせない、と思い込んでいました。「彼との関係をもっと安定させるために、結婚を考えないんですか」と勧めても、「こんな私が結婚なんて」と後込みしてしまうような人でした。その後ろ向きの気持ちが、対人関係における自信のなさにつながり、問題を困難なものにしてしまい、さらなるストレスを生んでいました。でも、「人並みに」暮らそうと一歩一歩努力することによって、少しずつ充実感を得、自信を手にして、過食の気にならない時間を手にすることができたのです。

なお、この手紙では、彼女は私のサポートを評価してくれていますが、実際には、彼に本当のことを告げたのも、会社で嫌な思いをしたときに対応したのも、すべて彼女です。それだけの力を彼女は持っていたということです。治療の役割は、過食を言い訳にしてしまう人の背中を押すことにすぎず、本当はすべての患者さんが自分でチャレンジする力を持っているのです。その証拠に、彼女は、治療を終えてからも、自分の力で前進を続け、彼との関係もしっかりと実らせました。

ここまで読んでこられて、「病気の人というレッテルを貼ると言ったのに、今度は病気を言い訳にしてはいけない、と言うのか」と疑問に思った方がおられるでしょうか。

前述したように、患者さんには自分が病気であることを認めてもらう必要があります。そして「病者の役割」を引き受けてもらいます。「病者の役割」を引き受けてもらうと、健康な人の義務がある程度免除されます。「過食は病気の症状なのだから仕方がない。がまんしなくてもよい」というのもこれにあたります。その一方で、病気の人ならではの義務が新たに生じます。それは、「早く健康な状態になるために治療に協力すること」です。

先ほど「病気を言い訳にしてはいけない」と言ったのは、実はこちらの義務と関係があります。健康になるためには不健康な「安定」から抜け出す必要があります。病気を言い訳にして変化を拒むときというのは、この不健康な「安定」にしがみつこうとしているときなのです。ですから、病気のレッテルを貼って「過食はがまんしなくてよい」「しばらくは食べ物を吐くのも仕方がない」というふうに認めることと、「病気を言い訳にしないできちんと変化を起こす」というのは矛盾しないことです。

4 拒食の要素への取り組み方

やせすぎが身体に悪いことはわかっている、食べ物が食べられないことが多いと社会生活もうまくできない、それでも体重が増えるのは怖い、というのが「拒食の要素」です。

「拒食の要素」には、「達成感・安心感のための拒食」と「恐怖症としての拒食」の二つがあるということを第5章でご説明しました。

このうち、「達成感・安心感のための拒食」の方は、ストレスが形を変えたものですから、本来のストレスに取り組むことで解決を目指します。「本来のストレス」というのは、それまで自分でコントロールできていたつもりだったことがコントロール不能になってしまったということです。治療においては、身のまわりの環境を再びコントロールできるよう取り組みます。ただし、子ども時代のように「がまんして自分だけが努力する」というやり方ではなく、「人と話し合って説得したり、自分の受け止め方を変えたりする」というやり方を身につけるのです。コントロールはコントロールでも、前とはちがったコントロール方法を学ぶわけです。その有効な手段が第8章で紹介する対人関係療法です。

(1) 恐怖症の治療――少しずつ慣らす

拒食のもう一つの要素である「恐怖症」も治療を考える上では重要です。恐怖症は、ストレスに比例するようなところもあるので、対人関係療法ももちろんプラスになるのですが、それ以外にも「身体で覚えている」ようなところがあって、ストレスがなくなっているはずなのに症状だけが続いてしまうこともあります。ですから、ストレスを軽減すると同時に、恐怖症そのものについての治療も行っておいた方がうまくいきます。

恐怖症の場合、「頭ではわかっているけれど……」「怖がる理由はないのだけれど……」というケースが多いわけです。理由のある恐怖であればその理由を解決することで恐怖を取り去りますが、理由のない恐怖の場合には、その対象に少しずつ慣らしていくことで治療していきます。高所恐怖症の場合には少しずつ高度を上げていって高所に慣らす、男性恐怖症の場合には少しずつ男性との接触を増やしていって男性に慣らす、という方法をとります。

拒食症の場合も同じように考えます。体重増加恐怖症ということですから、許容範囲ギリギリの体重増加で慣らしていくしかないのです。私は一般に、拒食症の患者さんには体重をはかるのをやめてもらいます。それまでは一日に何回もはかっている人も多いですから、これは大変な決断です。「体重をはからないでください」と言ってすぐに聞いてもらえることはまずありません。

しかし、拒食症というのはストレス病であって、対人関係を改善することによってストレスを減らしていけば必ず治るのだということを十分に説明して信頼を得れば、たいていの患者さんは体重をはかるのをやめてくれます。その代わりに、私が患者さんに目盛りを見せずに体重をはかること、そしてあまりにも体重増加が顕著なときには必ず患者さんに伝えること、を約束します。

患者さんも心の底では体重測定の重圧から逃れたいという気持ちもあり、また、信頼する医師が体重をチェックしてくれるという安心感から、意外とすんなりと受け入れてくれるものです。

体重測定をやめた上で、毎日ヨーグルト一個程度を食べてもらいます。拒食症の患者さんは栄養上意味のあるものをほとんど食べていないこともありますし、まったくカロリーのないものばかりを食べていることもありますが、そんな人に「三食きちんと」とか「肉もしっかり」などと言っても、まず受け入れてもらえません。今までの食生活にプラスしてヨーグルト一個程度なら、少々の決意で受け入れることができます。「許容範囲ギリギリ」と言えるでしょう。ヨーグルトのよいところは、液体でもなければ完全な固体でもないところです。口当たりはよいけれども、それなりの量感があるところが長所です。食べ物に慣れていくのに適した食品だと言えるでしょう。

私のやり方では、体重測定をやめてもらい、毎日ヨーグルト一個を食べてもらいながら、対人関係の問題に取り組んでいきます。そのうちにだんだんと食べ物へのこだわりがとれてきて、体重は順調に増えるようになります。

体重へのこだわりは、体重が少ないほど強まります。ですから、ある程度まで体重を増やしておいて、それから自分の体重に直面するというやり方をとれば、だいぶ楽に順応できるのです。また、生理さえ戻ってくれれば、身体の健全な機能が回復したことになりますから、体重に直面することすら必要ではなくなります。体重増加恐怖症になった人にとって、体重は一つの弱点です。どんな人間にも弱点はあるわけですし、弱点の克服が治療の目的なのではなく、まして人生の目標ではありませんから、「君子危うきに近寄らず」で、一生体重をはからなくてもよいのです。

なお、患者さんの中には、体重を見ないことでかえって落ち着かなくなる人もいます。そういう人で、体重増加の必要性を頭で理解してくれる人の場合には、体重を見ながら、たとえば二カ月で五〇〇グラム、というようなペースで体重を増やしてもらいます。「今から二カ月は三五・五キロよりも軽くしないように」という決まりを作り、本人の責任でその体重を維持してもらうのです。どちらのやり方がよいかは、体重を見るのと見ないのとどちらがより体重が気になるか、という患者さんのタイプによって決めます。一般には、「見ると気になる」人の方が多いというのが私の経験です。

ところで、注意深く読んでこられた方は、これまでずっと「症状を抑えても意味がない」と述べてきたのに、ここでは症状を抑えているではないか、と気づかれたことでしょう。たしかにそのとおりなのです。なぜこれだけが例外なのかと言うと、「症状」の性質がちがうからです。恐怖症の症状も、ある程度はストレスを反映しています。ストレス状況下では恐怖症は強まり、ストレスが軽くなると恐怖症も軽くなります。でも、それだけではないのです。「身体が覚えている」と書きましたが、身体に「理屈ぬきで怖い」という回路が刷り込まれているのです。つまり、条件反射です。これを変えるためには、新たな回路を身体に刷り込んでいく必要があります。この行動療法的な考え方が、恐怖症としての拒食症に対する治療になります。

しかし、「恐怖症としての拒食症」は、病気の本質ではありません。「達成感・安心感のための拒食」が本格化する中で、身体が覚えてしまったというのが恐怖症の部分です。ですから、私の面接では、六〇分間のうち、体重測定や食べ物の調整に費やす時間は五分以内です。残りの時間は対人関係療法を通して「どのようにして対人関係の中でコントロール感覚を持てるか」ということに取り組みます。

唯一の例外は、体重が少なすぎる人です。私のところでは、よほど大柄な人でない限り、体重三〇キロを外来治療の下限にしています。「体重が三〇キロにならないと、ここでは治療ができません」という条件をつけて、まずは三〇キロまでの体重増加を優先してもらいます。実際には、三〇キロに満たなくても増加傾向であれば治療を開始することが多いのですが、体重三〇キロを切った状態では、患者さんの思考も気持ちもすっかり混乱していて、せいぜい治療への期待や安心感を高めてもらうくらいしかこちらの出番はありません。六〇分間のほとんどを、「食べるのが怖い」「頭が混乱する」「お腹の調子がおかしい」「とにかく不安」という訴えを「そうでしょうね」と受けとめることに費やします。

体重が三〇キロを超えれば、あとは本人の希望に応じて、引き続き体重増加プログラムを組むか、しばらくは三〇キロそこそこで「放任」しておくかを決めます。患者さんにとって恐怖心を抱えながら三〇キロを達成するというのはかなりの大仕事だったはずですから、「お疲れさま」とねぎらう意味でもしばらくの放任期間を設けることは悪くありません。実際には、三〇キロギリギリだとちょっとした身体の不調ですぐに三〇キロを切ってしまいますから、安心のために三一キロくらいは維持するようお願いしています。

なお、「過食を伴わない拒食症」の人は、病状がやや改善して食べられるようになってくると、猛烈な食欲を感じるようになることがあります。実際に食べている量はそれほどでもないのですが、それまでほとんど食べていなかっただけに、「こんなに食べて大丈夫なんでしょうか」とパニックに陥ってしまう人もいます。

そういう人には、「もともとこんなに体重が足りないのだから、身体はとにかく食べようとしているのです。今までは食欲に病気がふたをしてしまって、感じることができなかっただけです。心が少し楽になってきて、ふたが外れたので本来の健康な食欲が出てきたのです。この時期は何をどれだけ食べても大丈夫です。栄養が足りてくれれば、食欲は自然とおさまってきます」と説明しています。

拒食症が少しよくなってきた時点では、この「こんなに食べて大丈夫だろうか」という不安に「大丈夫」とうまく寄りそってあげることが治療のポイントになることが多いです。このときに必要なことは、不安を受け止めてあげることなので、くれぐれも「いつも同じことばかり言わないで」などと拒絶してはいけません。

(2) 入院治療の効用

第1章で入院治療の問題点を述べましたが、拒食症の場合には入院治療が意味を持つこともあります。なぜなら、拒食症で安静が必要な場合に、家庭で生活をコントロールしてもらうと、かえって拒食症が悪化してしまうこともあるからです。

前述したように、拒食症の人は、本来自分のやり方で生活をコントロールしたいのにそれができずに苦しんでいるというのが典型的なパターンです。家族との関係においても、家族が本人をコントロールしようとしていることがストレスになっていることが多いのです。そんな状況で、「安静にできるよう家庭内でコントロールしてください」などと頼んでしまうと、家族は「しっかりと監視しなければ死んでしまう」とばかりに、ますます本人の希望をないがしろにして家族のペースに巻き込んでしまいます。

拒食症であっても、自分で納得しさえすれば安静を保つ努力のできる人はたくさんいます。要は自分でコントロールしている感覚が持てればよいのですから、確固としたルールを作ってそれを自分で守ればよいのです。ところがそんなふうにマイペースに努力しているというのに、家族がそれをないがしろにして「安静にしなさい！」と自分たちのペースを押しつけるのでは、病気を作り出したストレスがますます強まってしまいます。

入院治療をすれば、安静維持や生活管理は病院スタッフの役割になりますので、家族は、患者さんを無条件に受け入れてあげるという本来の役割を果たすことができます。患者さんの気持ちを理解し、質のよいコミュニケーションをしていくこと、患者さんが試行錯誤をしながら自分のやり方を確立していくときに「大丈夫。あなたが存在していることには価値があるんだよ」と自尊心を支えてあげる役割です。

入院させても、「散歩なんかを許して何かあったらどうするつもりですか？」などと、病院スタッフに詰め寄る家族はいます。また、「ちゃんと先生や看護師さんの言うことは聞いているの？」などと患者さん本人への干渉をやめない家族もいます。こういった家族には、まず、病院スタッフを信頼して任せることを説得するのが、治療者の最初の仕事になります。

患者さんを自分のペースに巻き込みたがる家族は、往々にして不安に支配されていることが多いものです。自分が不安でたまらないから、「散歩なんかを許して何かあったらどうするつもりですか？」と病院スタッフにその不安を押しつけ、「ちゃんと先生や看護師さんの言うことは聞いているの？」と患者さんにその不安を押しつけるのです。その不安を理解した上で、「健康な人でも突然事故にあうこともある。一〇〇パーセントの安全など、絶対に保証できない。でも、今スタッフを信用して治療に取り組まないと、患者さんが死んでしまう危険性はさらに高まると思う」と説明すれば、だんだんと理解してもらえることが多いです。

5 日本における治療の現状

日本では、診療報酬体系の問題から、また、治療者養成のための臨床でのトレーニングの場が少ないという問題から、摂食障害の治療を専門にしている人が極めて少なく、また、精神科治療全般についても、欧米のようなスタイルの精神療法が受けにくくなっています。対人関係療法同様、摂食障害の治療のスタンダードとされている認知行動療法についてもまだまだお寒い状況です。対人関係療法については、私が代表世話人をつとめる対人関係療法勉強会でようやく二〇〇七年から専門家のトレーニングを始めましたが、日本のどこでも対人関係療法が受けられるようになるのには、まだまだ年月が必要です。私も現在、北海道や関西など、それこそ日本全国の患者さんを東京で診ています。本書を読んで「私は認知行動療法を受けたい」「対人関係療法が受けたい」と思っても、現実に標準的な治療を日本で受けることができる人はよほど幸運だと言わざるを得ないでしょう。

本書は、幸運に恵まれない方たちにも、何とか道を開いていただきたくて書いている本です。ですから、ぜひ第8章で対人関係療法の基本的な考え方を理解していただき、自分なりに治療を進めてみていただきたいと思います。次章の冒頭でご紹介しますが、本書の前身である拙著『「やせ願望」の精神病理』を読んで、私のもとにたどり着く前に母子で病気をほとんど治してしまった人もいます。やる気にさえなればそれは不可能なことではありません。

専門的な治療が受けにくいとは言え、もちろん、病院も利用することが必要です。何と言っても、検査が必要だからです。特に拒食症の人は、今の身体の状態が危険なのかまだ余裕があるのかを知って、危険なようであれば入院しなければなりません。

また、病院の役立つところは、薬がもらえることです。摂食障害の患者さんは薬への抵抗感が強い人が多いのですが、薬を飲みながら治療した方がずっと楽になる人も少なくありません。薬というのは抗うつ薬です。うつ状態にある場合にはもちろん有効ですし、過食の衝動にもやや有効です。拒食症の人が強迫観念に苦しんでいるようなときにも有効な場合があります。薬を飲めば治るような単純な病気ではありませんが、飲むことによって治療が楽になることがあるのです。

注意しなければならないのは、拒食症の場合、体重が減りすぎていると、通常は問題にならないような副作用が出ることもあるため、薬を飲むこともできないということです。また、拒食症の場合、ホルモン異常のために身体の覚醒度が高まり、頑固な不眠に悩まされることが多いのですが、このような不眠には一般の睡眠薬は無効である場合が多いです。「もっと、もっと」と薬を増やしていくと、眠れるようになる前に呼吸が止まって死んでしまうということにもなりかねませんので、くれぐれも勝手に市販の睡眠薬などを飲まないよう注意が必要です。拒食症の人の不眠を治すには、原則として体重を増やすしかないということを肝に銘じるべきです。

「過食を伴う拒食症」や過食症の場合は、薬を飲んでも胃にあるうちに嘔吐してしまっては薬も吸収されません。薬を飲むタイミングには工夫が必要です。朝一番とか寝る前などが服薬に適した時間になるでしょう。

日本において専門的治療がなかなか受けられないことは多くの患者さんにとって悩みの種です。私の専門外来を訪れた患者さんの多くが、「初めて病気を理解してもらえた」「初めて自分の苦しみをわかってもらえた」とほっとしています。摂食障害の場合、症状の辛さもさることながら、それを理解してくれる医療者となかなか出会えないことも苦しみを増します。また、中には有害な「専門」治療を施す医療者のために病気が悪化することもあり、患者さんは「専門家に診てもらったのに、本当に治らない病気なんだ」とますます絶望感を深めていきます。どんな治療であっても患者さんが時間とお金をかけてきたという事実を尊重して、私は基本的にそれまでの医療者の悪口は言わないことにしていますが、摂食障害の場合は例外とせざるを得ないケースもあります。特に本書で「望ましくない」と書いたことだらけの治療を受けてきたような人の場合は、治療に問題があったのであって、本人や家族に問題があったわけではない、ということを明確にしなければ先に進めないこともあるのです。

よい医療者を探す努力を続けると共に、ぜひ本書によって、自分の病気を冷静に見つめられるよう、自分が摂食障害の専門家になるくらいの気持ちを持っていただければと思います。結局のところ自分のことをだれよりもよくわかるのは自分なのです。病気と治療について正しい知識を持つことが、望ましくない治療で時間を無駄にすることを防いでくれます。

なお、摂食障害の場合、原則として精神科や心療内科の受診が必要です。検査や服薬の必要もありますので、医療機関である必要があります。医療機関とカウンセリングの併用という形も可能ですが、その場合は医師とカウンセラーの連絡が常時密接にとれることが条件でしょう（米国などではこのような形をとっています）。そうでないときには、治療の主導権をどちらが握るかということが問題になります。二人の治療者の方針に微妙なずれがある場合に患者さんが混乱することもありますし、本来は患者さんが自分の不満や疑問として伝えるべきことを、「カウンセラーには無理に食べなくてよいと言われた」「医師はカウンセラーのやり方に疑問があるらしい」などともう一人の治療者のせいにしてしまい、治療効果を損なうこともあるからです。

第7章
家族に
できること

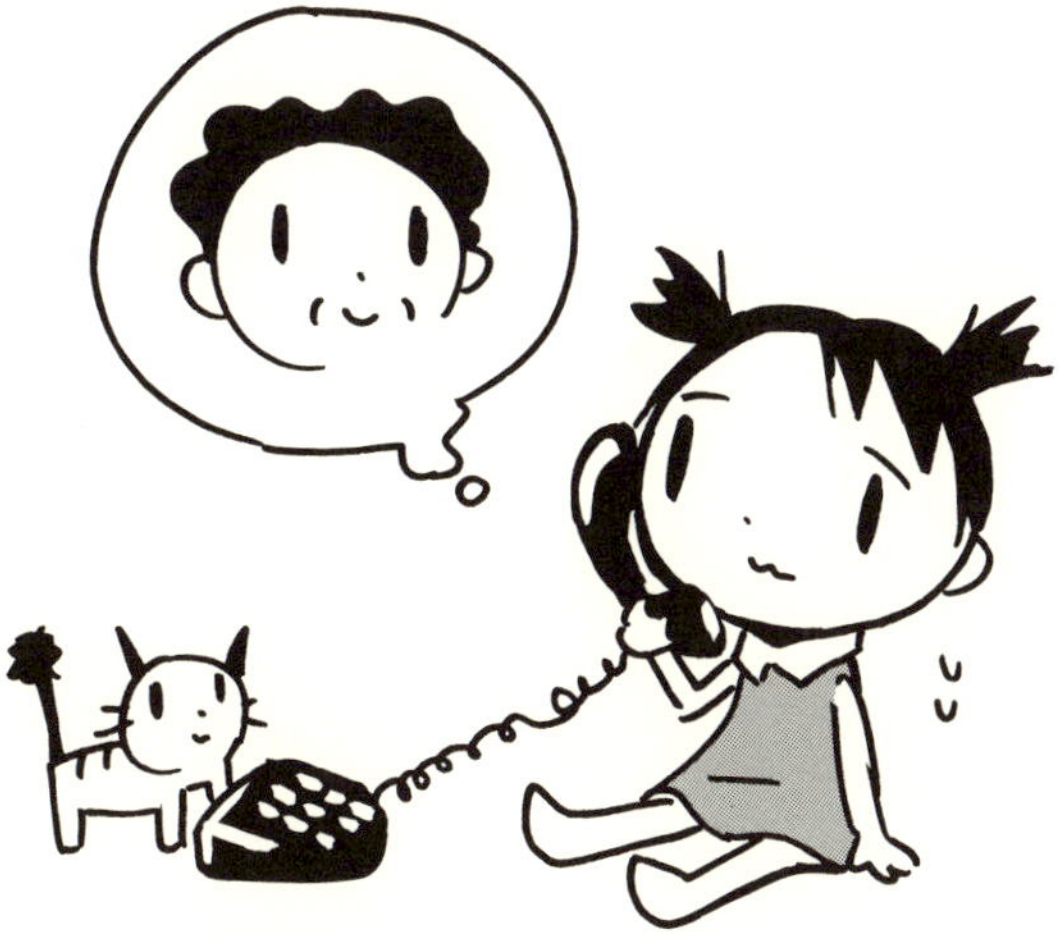

本章では、摂食障害の治療のために家族ができることを述べておきたいと思います。

摂食障害は家族だけが原因の病気ではありませんが、病気の治療において家族の姿勢は大きな鍵となります。家族の姿勢が望ましいものであれば早期に治ることも可能です。以前、拙著『「やせ願望」の精神病理』を読んで、そこに書かれていたようなコミュニケーションを心がけている、というお母さんと患者さんに会ったことがありますが、初診の時点ですでに治療の山は越えており、「あとは病院に来なくても大丈夫です。その調子でがんばってください」と言って帰っていただいたことがあります。それほど家族の力は大きいのです。しかし、「患者のため」と思って好意でやったことがかえって治療を妨げて病気をこじらせる結果になることも多いので、注意が必要です。

次章で詳しく述べますが、摂食障害の効果的な治療法は、患者さんのコミュニケーション能力を向上させ自己表現をうまくできるようにすることと言えます。家族の姿勢もこの目的にあったものであることが必要です。そして、忘れてはならないことは、心の満足にとっては「自分の気持ちがきちんと表現できて相手に理解されたかどうか」が重要で、その結果実際に自分の思いどおりになったかどうかは、心の健康にとって本質的な問題ではないということです。患者さんと家族とのコミュニケーションの中では、この点が往々にして誤解されています。

1 家族にありがちな問題態度

以下が、摂食障害患者の家族にありがちな、問題のある態度です。

❶「こんなことを続けていたらどうなるの」と、自分の心配を患者にぶつける

摂食障害という病気になって一番心細く感じているのは患者さん本人です。病気の症状だけでなく、これから自分の人生がどうなっていくのだろう、ということも心配です。その心配がストレスとなってますます病気を悪くするという悪循環はよく見られます。

家族は、患者さんの不安によく耳を傾け、「治療を受けていれば大丈夫」「一緒にがんばっていこう」と安心させていくことが重要です。家族が自分の心配を患者にぶつけてしまうと、患者さんは自分のことだけで手一杯なのに、家族のことまで面倒を見てあげなければならなくなります。さらに、「家族を心配させて、自分は本当にダメな人間だ」「こんな自分はいなくなってしまった

その時点では受け入れるしかありません。ところが、家族の中には、何とか元気になってもらおうとして、「気楽に考えようよ」などと無邪気にアドバイスしてしまう人がいます。すると患者さんは「こんなに辛いのに、全然わかってくれない」と失望してしまいます。大切なのは、聴いてあげることです。解決しようとしないで、ただ「辛いね」と聴いてあげるだけで、家族の役割は十分に果たせたと言えるでしょう。

❺患者を信用しない

摂食障害でなくても、他人に信用してもらえないことは悲しいことです。摂食障害という病気を抱えていると、周囲の人に対して時には症状を隠したりやむを得ずウソをついたりするようなこともあるかもしれませんが、たいていの場合、「正直に話すと叱られるから」「管理されるから」「悲しませるから」「心配させるから」などという理由であるものです。

治療上大切なのは、患者さんが何を隠しているかを暴き立てることではなく、上手に話せるようにしてあげることです。どうせ信用されないと思うと話す気もなくなります。逆に、信用してもらえることがわかっていれば、隠していることがだんだんと重荷になり、自分から話す気になります。家族としては、患者さんの言うことを信用し、また、何を打ち明けられても「打ち明けてくれてありがとう。勇気が要ったね」と温かく受け入れてあげるような雰囲気を作りたいものです。

❻過食嘔吐をがまんさせようとする

ここまでにさんざん書いたように、過食嘔吐という症状は、患者さんが伝えられないストレスを代弁するものです。過食嘔吐があるから、患者さんは何とかバランスを保っていられるとも言えます。ですから、それらを無理やりがまんさせることは、新たなストレスを植えつけて病気を悪くしますし、治療も混乱させます。

また、自分でがまんすれば治る程度のものなら病気になって病院にかかったりしません。自分では治せないから専門家の助けが必要なのです。

過食をがまんさせようとする家族の中には、経済的にもたないからというケースもあります。たしかに過食はお金がかかります。でも、そのことにだれよりも罪悪感を抱いているのは患者さん本人です。「少しはうちの経済事情を考えて……」などと言われてしまうと、ただでさえそう思っている患者さんは死にたくなるほど辛いのです。口では「うるさい」などと言うかもしれませんが、過食で家族に経済的負担をかけていることを申し訳なく思っていない患者さんはいません。

こういう場合には、たとえば、「今のあなたには過食が必要だということはよくわかっているし、過食が必要なくなるまで、じっくり治してほしいと思っているわ。でも、うちの経済事情では、過食代は月五万円がどうやっても限界なの。あなたも家計に負担をかけていることが気になるだろうし、『過食を早く治さなきゃ』と焦ってしまうでしょう。じっくり時間をかけて治せるようにするためにも、お金のやりくりをどうするか、一緒に話し合いましょう。何かよいアイディアはある？」というふうに問いかければよいでしょう。ポイントは、「過食を尊重している」とはっきり伝えること、自分側の事情を話すこと、患者さんも罪悪感を持っていると認めてあげること、一緒に工夫する姿勢を示すこと、患者さんの意見をよく聞くことです。くれぐれも「あなたのせいで皆困っている」とか「過食は何とかならないの」というように自分の不満をぶつけないようにしてください。追いつめられた患者さんは、死のうとしたり、お金を稼ぐために万引きや売春など不適切な行為に走ったりしてしまいかねません。

❼体重を増やすために食事を管理する

拒食症の人の場合、たしかに体重を増やすことは大切です。体重が少なすぎると、身体のあちこちに障害が起こり、後遺症も残りやすくなりますし、ひどい場合には命に関わることもありますので、体重をふつうのレベルに戻すことは治療目標の一つです。

しかし、家族が患者さんの体重を管理することには問題があります。その理由の第一は、患者さんが病気になっていったプロセスが再現されることです。摂食障害、特に拒食症になる人は、「自分のやり方」で物事を進められないことに不安や不快を強く感じるタイプが多く、それが病気につながっています。そこに体重管理という「まわりのやり方」を押しつけると、本人の不安や不快はますます強まり、結果として病気が悪化してしまいます。体重を増やす際にも、できるだけ「自分のやり方」で増やせるように配慮することが必要なのです。

第二の理由は、家族との関係が歪んでしまうことです。病気のときに最も頼りになってほしい家族が、自分を監視することで敵対関係になってしまうのは悲しいことです。摂食障害の治療の中で、家族とのコミュニケーションを改善し、家族への信頼感を取り戻し、家族からの援助を上手に受けられるようになることは、重要な目標です。この目標が達せられれば治療はほとんど成功したようなものですが、そのためには家族は患者さんの声に常に温かく耳を傾ける姿勢をとらなければなりません。体重管理はこの目標を妨害するものになってしまいます。

もちろん、体重がいつまでも増えなくてよいということはありませんし、体重が少ないうちは心配は絶えないでしょう。でも、患者さんのためを思えば、心配を押しつけて患者さんを縛りつけるよりも、「身体のことは病院に任せましょう」と、患者さんと同じ側に立ってあげる方がずっと役に立ちます。

また、無理やり体重を増やしたとしても、その後短期間のうちに元の体重まで落ちてしまうのがふつうです。それほど難しい病気なのです。患者さんとの関係を歪めてまで体重を増やしたところで、報われることはほとんどありません。実際に、強制的に体重を増やしたことを恨まれて何年も口を聞いてもらえないという家族の相談を受けることがあります。そして、本人の体重は、増やす前よりもさらに減っていたりするのです。これでは家族も救われませんし、本人もそれ以上の苦しみでしょう。第1章でご紹介したエリさんがまさにこの例です。

❽症状の善し悪しに一喜一憂する

摂食障害になる人は、他人の目に敏感です。人が自分のことをどう思っているかを常に気にして、できるだけ他人の期待に応えようとします。ですから、症状がよくなって家族が喜んでくれるのは嬉しいことです。しかし、その一方で、「また悪くなったらどうしよう」という不安をいつも抱えています。ちょっと症状がよくなったからと言って家族が大喜びしているのを見ると、逆にすぐにがっかりさせるのではないか、という不安が強まってしまうのです。

摂食障害という病気は、症状の小さな波を繰り返しながら徐々によくなっていくものです。その小さな波は病気の治療にとって本質的なものではなく、むしろどうでもよいことなのです。そのようなどうでもよい「小さな波」にいちいち振り回されて家族が一喜一憂すると、患者本人はますます大きく振り回されてしまいます。ちょっといい波のときには「また悪くなったらどうしよう」と不安になり、ちょっと悪い波のときには「やっぱり全然治っていない。家族にも見放されてしまう」と落ち込むので、治療に専念できなくなり、病気の経過に悪い影響を与えます。ですから、家族としては、できるだけいつも落ち着いていて、「小さな波は気にしないで！」と患者さんを励ましてあげたいものです。

❾「家族に迷惑をかけている」と責める

摂食障害は治るまでに長くかかる病気ですから、家族の苦労も大きいものです。ついつい愚痴をこぼしたくもなります。特に、病気ではなく「わがまま」だと考えている家族は、「家族に迷惑をかけている」と責めたくなってしまいます。

でも、摂食障害は「わがまま」ではなく病気です。病気が治らない限り家族の苦労は続くのですが、責めることで病気がよくなるわけはなく、むしろ患者さんの「自尊心」を低下させて病気を悪くします。これでは、家族は自ら苦労の種をまいているようなものです。病気をよくするためにはどのような行動が最も効果的なのかを考えてみると、少し頭を冷やすことができます。

そうは言っても家族も人間ですから、治療効果ばかりを考えていつも冷静に振る舞うのは難しいでしょう。自分の悩みを聞いてもらいたいときもあります。そういうときには、患者さん以外の「聞き役」を確保してください。患者さんの治療者や、自分の友人など、あくまでも患者さん以外の人にすることがポイントです。「患者の家族」としてではなく一人の人間として話を聞いてもらう時間を持つことには価値があります。

また、次章を読んでいただければわかると思いますが、家族の「苦労」というのは、実は患者さんとの「ずれ」なのです。患者さんが思ったような行動をとってくれない、患者さんのせいで自分の生活が狂ってしまう、という「苦労」は、実はお互いへの期待の「ずれ」と考えることができます。この「ずれ」に直接向き合って解決するのが対人関係療法ですから、治療は患者さんの症状をよくするだけでなく家族の苦労も軽減することになります。

⑩「どうせ私が悪かったのよ」と一方的に非を認める

患者さんの病気に対して、本人だけのせいにしないで自分の責任を認めることは立派な態度です。しかし、ただやみくもに「私が悪かった」と言うのはよくありません。患者さんは「私さえ病気にならなかったら家族にこんな思いをさせなくてもすんだのに」と思います。また、一方的に非を認めても、患者さんは理解されたという気持ちを持つことができません。なぜなら、どこがどういうふうに悪かったと思っているのか、まったくわからないからです。

患者さんとのやりとりを通して自分が悪かった点に気づいたら、なるべく具体的で限られたことについて非を認めるのがよいでしょう。そして、そのことについて患者さんの意見を聞き、改善できる点は改善し、今さら取り返しのつかないことであれば、患者さんの満たされない思いをよく聴いてあげましょう。自分がどういうつもりでやったことにせよ、患者さんがそのように感じたことは事実なのですから、自己正当化をしないで気持ちを受け止めてあげた方が事態はずっとスムーズに解決します。ここでやろうとすることはどちらが悪かったかを決めることではなく、相手の心に何が起こっていたかを知ることなのです。じっくり聴いてあげれば、謝罪しなくても相手を癒す効果があります。

2 家族にしかできないこと

患者さんのご家族からの相談内容は、「過食嘔吐をしている娘が家に引き込もってゴロゴロしています。このままでは本当の引き込もりになりそうです。無理にでもアルバイトをさせた方がよいでしょうか?」「毎日、野菜とコンニャクしか食べないのです。先生の本にヨーグルトと書いてありましたが、ヨーグルトを食べさせれば何とかなるのでしょうか」というように、現実的かつ具体的であることがほとんどです。摂食障害のお子さんを毎日近くで見ていれば、一つ一つの現実的な問題が気になるのでしょう。

こうした具体的な質問に対して、私のお返事はいつも同じです。それは、「ご心配はよくわかります。でも、どうかご家族にしかできないことをやってください」というものです。

アルバイトが適しているかどうかを考えたり、食事についてのアドバイスをしたりするのは、医療者など第三者にもできることなのです。そして、それらは決して本質的なことではありません。アルバイトがよいだろうと思ってアドバイスしても、その職場でひどいセクハラにあうこともあります。ヨーグルトにしても、私の患者さんでも「ヨーグルトはどうしてもダメ」という人もいて、絶対的な基準ではありません。いずれにしても、私の患者さんがアルバイトやヨーグルトという提案を受け入れてくれるのは信頼関係があるからで、万が一できなかったときにも見捨てられないだろうという安心感があるからです。

「万が一のときにも見捨てられない」という感覚は、本来家族だけが与えられるものです。自分の外見や能力がどうであっても、自分の存在そのものが尊いという感覚を与えてくれるのは家族だけです（恋人も、広い意味で家族に含めます）。

残念ながら、摂食障害になる人の多くは、家族からそういうメッセージを受け取ってきていません。「できが悪ければ父に嫌われる」「母の言うことを聞かなければ母が落ち込んでしまう」というように、条件つきの愛情しか感じていないのです。このように育った人が「やせなければ人から好かれない」という考え方にとりつかれるのも、うなずけることです。

病気になったこの機会に、お子さんに無条件の愛情を注いであげてください。無条件の愛情と言っても、患者さんの言いなりになれということではありません。また、愛情があっても表現されないことには伝わりません。以下のようなやり方が参考になるでしょう。

❶とにかく話を聴く

やっていただきたいことは、これに尽きます。話ならいつも聴いている、と思うかもしれません。でも、本当にじっくりと聴いているでしょうか。途中でさえぎってアドバイスしたり、質問したりしていないでしょうか。

アドバイスや質問をしたくなるのは、自然な反応です。でも、話し手にとっては、「何を話しても大丈夫ではない」というメッセージになってしまいがちです。自分のダメさ加減や将来への不安については、患者さんはすでに悩み尽くしています。考えつくがまんも、すべて試しています。そんな状況でどんなに気の利いた（つもりの）アドバイスをしても、患者さんは「そんなことよくにわかっている。やっぱり私の気持ちなんて聴いてくれていないんだ」と感じます。そして、話すのがイヤになってしまいます。

質問もアドバイスと同じです。質問の中には「それで、どういう気持ちなの？」というように、相手の感情表現を促すものもあり、一概に悪いとは言えないのですが、「どうして」で始まる質問は要注意です。多かれ少なかれ現状否定的な響きを伴うからです。「どうしてあなたはそうなの」と言われれば、自分の現状が相手には気に入らないことがわかります。「どうして過食ががまんできないの」と言われれば、「過食はよくない」というメッセージになります。

いずれにしても、話し手にとっては、いつ否定されるかわからない、安全でない環境になってしまいます。そんな環境で本心をさらけ出そうという人は少ないですし、そんな人は摂食障害になったりしないでしょう。

とにかく話をさえぎることなくじっくりと聴くことです。どうしてもアドバイスしたければ、まず相手の話を受け止めて、「それは辛いわね」と言った上で、「こういうふうに考えられないかしら」というふうに言ってあげれば、相手は少なくとも理解されたと感じるでしょう。

『「やせ願望」の精神病理』を読んで接し方を変えただけで娘さんの摂食障害がほとんど治ってしまった、というお母さんも、「前は、娘の話を最後まで聴く前に、自分の心配で頭がいっぱいになって、『じゃあこうしたら』というふうにアドバイスしてしまっていました。まず娘の話を全部聴いて受け止めるようにしたら、それまで何年かほとんど口をきいてくれなかった娘がいろいろと話してくれるようになりました」と言っていました。聴くことの力は、それほど大きいのです。

❷どんな気持ちも受け止める

先ほど、「気持ち」を聞く質問は悪くないと書きましたが、話の焦点が「気持ち」に置かれている限り、私たちはつながりを感じるものです。

摂食障害のテーマは罪悪感、怒り、不安といった感情です。こうした感情をうまく処理できないことが、病気の本質と言ってもよいのです。

感情とうまくつきあうための第一歩は、それを認めるということです。認めなければ対処できませんし、否認された感情はますます膨れ上がっていきます。ネガティブな感情を認めるための一番の方法は、それらを表現してだれかに受け入れてもらうということです。問題を解決していくためには、ネガティブな感情を引き起こした相手に直面しなければならないこともありますが、まず感情を認めるためには、家族など身近な人が聴いてあげることで十分なのです。

ところが、家族にとって、ネガティブな感情をただ受け入れるのは難しいことです。ついつい解決したくなってしまうのです。ネガティブな感情にとらわれて苦しんでいる姿をただ受け入れるのは苦しいものだからです。病気の娘がネガティブな感情にとらわれて苦しんでいる姿をただ受け入れるのは苦しいものだからです。「気にしなければいい」とか「そんなの、だれにでもあることだから」などという気休めが出てきてしまうのはそのためです。家族によっては、娘の怒りに怖れをなして、とにかく謝ってしまう人もいます。でも、どちらも無条件の愛を伝えていることにはなりません。無条件の愛とは、ネガティブな感情に苦しむことも含めて、存在そのものを認めてあげることです。

不安を訴えてくる相手には、「それは不安だね。辛いね」と言ってあげるだけで十分です。怒りを訴えてくる相手には、「そう。そんなに腹が立つのね。わかるわ」と言ってあげるだけで十分なのです。あるいは、ただ真剣に聴いてあげるだけでも十分です。ネガティブな気持ちを人に話すことには罪悪感がつきものですから、「よく話してくれたね」「話してくれてありがとう」と言ってあげることも、大きな力を持ちます。ネガティブな感情は解決しなければという姿勢で話を聞くと、本人は、そんな感情を抱く自分に罪悪感を抱きます。でも、「この状況でそう感じるのは当然」というふうに共感を持って聴いてもらえれば、本人はネガティブな感情を抱く自分を受け入れてもらったと感じるのです。

3 患者の無理な要求にどう対処するか

特に拒食症の患者さんは、「自分のやり方」を乱されることに恐怖を感じる人が多いので、家族にもいろいろな注文をつける場合があります。これは決して悪いことではなく、それまで表現されずに患者さんの内面に蓄積して病気を作ってきた感情が表に出されるということ自体には意味があります。でも、往々にして、その要求は家族から見ると「気にしすぎ」「細かすぎ」「うるさい」というふうに感じられてしまい、それに従うことは、家族にとって苦痛だったりします。

これは、摂食障害に限らず、強迫性の高い人にはよく見られる現象です。自分自身が「食事が一グラムでもちがったら、太るのではないか」という強迫観念にとらわれて苦しいため、家族にも細かく食べ物の量をはかることを要求するのです。強迫観念というのは、自分でコントロールできるものではなく、自動的に浮かんでくるものです。自分が考えたわけでもないのに、頭に侵入してくる感じだと言う方もいます。本人は恐怖から逃れるために、まさに「溺れるものは藁《わら》をもつかむ」という心境でまわりの人にも同じことを要求するのですが、その要求の仕方が徹底しているため、家族は「縛られている」「命令されている」と感じます。

第6章でも述べたとおり、患者さんの強迫性は、ストレスが和らぐと治まってきます。私の患者さんでも、病気が一番ひどい時には、お風呂場のシャンプーなどのポンプの口がすべて同じ方向を向いていないと気がすまない、と家族にもポンプの口の向きをそろえるよう要求し、いちいち確認し、自分でも直したりしている人がいましたが、拒食症が治ってきたら、ポンプの向きの不揃いも気にならなくなりました。

ですから、強迫性障害など別の病気を併発していない人であれば、無理な要求とのつきあいも拒食症が治るまでと考えていただいてよいのですが、それも決して短い期間ではないので、つきあい方を考えておく必要があります。

まず、患者さんがなぜそんなに細かいことを要求してくるのかについて正しく理解しておくことが必要です。すでに書いてきたように、自分自身が「一グラムでもちがうと太るのではないか」という強迫観念に苦しみ、その恐怖から逃れるために家族にも同じことを要求しているのです。

これに対して、説得はまず逆効果です。「何バカなことを言っているの。一グラムのちがいで太るわけないでしょう」と言っても、患者さんは「自分の恐怖を理解してくれない」と思い、逆上するか、口を閉ざします。どちらも望ましくない方向です。

ここでもやはり原則は同じで、恐怖も含めて患者さんを受け入れることが大切なのです。「一グラムでもちがうと太ると思ってしまうのね。それは怖いでしょうね」と受け止めてあげるだけでも患者さんはずいぶん安心します。

「病気が治ればこの苦しさも治る」ということを言ってあげるのもよいことです。「今はどうしてもそう思ってしまう病気なのよね。つらいわね。病気が治って早く楽になれるように、一緒にがんばろうね」と言ってあげるのも効果的です。

「患者のすべてを受け入れるということは、何でも言うことを聞けということか」と思われるかもしれませんが、それはちがいます。患者さんの気持ちを受け入れることと、言いなりになることとはちがうのです。また、患者さんの気持ちをいつも無条件に受け入れるためには、聴く側にも心の余裕が必要です。一緒になって強迫観念に縛られて疲弊していたら、患者さんを迷惑だと感じこそすれ、温かく受け入れてあげるのは難しくなるでしょう。

無理をせず心の余裕を残せる範囲で、患者さんのやり方につきあっていただきたいと思います。それまで自分はないがしろにされてきたと感じている患者さんが大部分ですから、「親が自分のために食べ物をはかってくれている」というだけでも愛情を感じられるのです。そのくらいは、病気の子どもに特別な世話をしてあげるという気持ちでやってあげていただきたいと思います。

でも、要求がどんどんエスカレートしたり、自分の余裕がなくなったりするときには、戦略が必要です。

「子どもの要求に応えてあげられるか」ということよりも、それがどのようにコミュニケーションされているかということの方が重要ですから、本当はやってあげたいけれども、自分の能力の限界でできない、という場合は、そのとおりに言えばよいのです。「ごめんね。本当はやってあげたいのよ。でも、お母さんの力では、そこまではできないの。たとえば、どういうふうにすれば、その代わりになるかしら」と、交渉してみることは大切です。拒食症の患者さんは、真面目で素直な性格ですから、交渉によく応じてくれます。たとえば、毎食の材料をすべてきちんとはかることを要求する患者さんに対して、「やる」と約束したのにお母さんが時々忘れるという場合であれば、患者さんが食事のたびに「お母さん、今回もちゃんとはかってね」と思い出させる、という役割分担も成立します。

ただし、「だれだって時々は忘れるわよ。無理な要求はしないでよ」などという態度では、うまくいきません。ポイントは、あくまでも、「やってあげたいけれども、私にはできない」ということを明確にすることとです。前者の言い方では、患者さんは無理な要求をしている自分に罪悪感を抱きます。罪悪感が強まると、恐怖もより強まります。後者の言い方では、お母さん個人の事情を考えてあげられるようになります。また、そんな限界があっても自分のためによりよい環境を作ろうとしてくれているお母さんの愛情を感じられますので、恐怖は和らぐのです。

なお、この件は次章でご紹介する「対人関係療法」では、「期待」のずれとして扱うことができます。詳しくは一八七ページをお読みください。

4 母親は仕事をやめるべきか

共働きの親の子どもが摂食障害になると、必ずと言っていいほど母親から出されるのが、「やっぱり私は仕事をやめた方がよいのでしょうか」という質問です。働いている母親の場合、事前の相談もなく「娘が病気になったので反省して昨日仕事をやめてきました」などというケースすらあります。常に心のどこかで「私が働きつづけているのはまちがっているのかもしれない」「子どもにかわいそうなことをしているのかもしれない」という罪悪感を持っているために、問題が起こるとそれが顕在化するのです。

また、周囲も、子どもの病気と母親の仕事の関係を指摘したがります。特に父親は「お前が仕事なんかにうつつを抜かしていたからこんな病気になった」「仕事よりも母親としての責任を果たせ」などと非難します。姑も「だから私はあなたの仕事に反対だったのよ」とここぞとばかりに責め立てるのです。これでは、仕事をやめたくなるのも無理はないかもしれません。治療者の中にも「お母さんはまず仕事をやめてください」と指導する人がいるようです。

でも、実は問題は仕事を続けるかやめるかというところにはないのです。第2章でご紹介したマリコさんもこう言っています。「母が働いているということそのものより、いつも疲れているから相談ができない、忙しいから私の話を聞いてくれない、ということの方がずっと寂しかった」。つまり、働いているということを言い訳にして娘の話に耳を傾けようとしなかった、その態度こそが問題だったということでしょう。一方、母親は「娘は私が働いていることが気に入らないのだと思っていた。そんなことを不満に思われても困るという気持ちだった」と振り返っています。これはまさに対人関係療法で扱う「ずれ」の一つです。娘は母に「話を聞いてほしい」と思っていたけれども、母は娘が「仕事をやめてほしい」と思っていると思い込んでいたわけですから。自分が娘の希望にそえていないと思っている母親は、娘とのコミュニケーションそのものを避けるようになってしまい、ますますずれが広がっていたのです。

マリコさんの母親からも「私は仕事をやめた方がよいのでしょうか」と質問されましたが、私は、母親にとって今の仕事が生き甲斐であるということを確認した上で、「絶対にやめないでください」と答えました。ただでさえ「自分が病気になったことで家族に迷惑をかけている」と思い込んでいるマリコさんですから、母親の生き甲斐である仕事までやめさせてしまったら、罪悪感がさらに強まってしまうでしょう。実際に、母親が勝手に仕事をやめてしまったケースでは、罪悪子どもは罪悪感を抱くと共に煩わしさを感じます。「私が仕事をやめたんだから早く治ってちょうだい」と言わんばかりのプレッシャーを感じるのです。そして、「母が仕事をやめてくれたのに治らなくて申し訳ない」などとさらに落ち込むケースも多いのです。

小さな子どもが病気になった場合は、どちらかの親が仕事をやめるというのも必要な選択になるかもしれません。しかし、摂食障害は思春期に起こる病気で、この時期の患者さんは、いずれにせよ親離れのプロセスにあるのです。自分が親離れしても、母にはほかに生き甲斐があるから大丈夫、と思わせてあげるような配慮も必要です。

マリコさんの母親には仕事をやめることを断念してもらって、娘との関わり方という本題に直面してもらいました。そして、疲れていて話ができないときには、必ず翌朝少し早く起きて話し合いの時間を作るということに決めました。また、忙しくて話を聞けないときには、手紙でやりとりをするという方法も決めました。娘が書いた手紙を通勤の電車の中で読み、仕事の休み時間に返事を書いたり娘にちょっと電話をしたりすることはできるはずなのです。

失敗を重ねながらも、こういった新たな方法を取り入れることによって、マリコさんは母親の愛情を感じられるようになったそうです。そして、「自分はいてもいなくてもどうでもよい存在」などではなく、両親にとってやはりかけがえのない娘であるということがよくわかったということでした。

病気が治った後、マリコさんは当時を振り返って、「母は仕事が好きなんです。もしもあのとき母が仕事をやめていたら、生き甲斐をなくした母の老後を、自分が責任をとらなければならなかったかもしれない。私も、これからは自分の人生を楽しみたいですからね」と笑っていました。

もちろん、母親には仕事をやめる自由もあります。娘が病気になったことをきっかけに、自分の生き方を見直したいということもあるでしょう。そういうときには、子どものためではなく自分のために仕事をやめるのだということをはっきり伝えてください。それが子どもの罪悪感を減じることになります。

母親の中には、家庭を持ちながら仕事を続けていることを、後ろめたいことのように感じている人もいます。そういう人は、「とにかく人に迷惑をかけずにやりくりすること」にばかりエネルギーを集中しがちです。子どものことも何かと急かし、「人に迷惑をかけていないか」ということばかりに目を向けるので、子どもは「できて当たり前」というふうに育てられたり、自分が邪魔な存在であると感じるような育てられ方をしたりするのです。そして、それが「自尊心」を下げ、摂食障害につながることにもなります。

5 親自身も癒されていないことを認める

摂食障害の親の会などで、自分も癒やされていなかったということに気づく親御さんは多いようです。自分自身が親との確執をそのまま子どもとの関係に引きずっていたり、夫婦の不和の解決を子どもに求めたり、離婚で受けた心の傷をカバーするために子どもの「お受験」に熱中したり、仕事をやめた自分の満たされなさから子どもを「いかに自分がよい母親か」を証明する道具として育てたり、という具合にです。

また、完璧主義の人は子育てにおいても「完璧」を目指しますが、自分にとっての「完璧」にすぎず、自分がはまってほしい鋳型に子どもを完璧にはめこむだけなのです。もちろん子どもの個性は親の鋳型とはちがいますから、はまり切らずに飛び出すか、「自尊心」が低下し何らかの病気になるか、ということになってしまいます。

本来の問題とはちがうところに解決を求める、という点では、親も子も同じです。摂食障害の人たちが「やせさえすれば満足できるのではないか」と必死で身体にプレッシャーをかけるのと同じように、親たちも「子どもを思いどおりに育てさえすれば満足できるのではないか」と必死で子どもにプレッシャーをかけているのですから。でも摂食障害同様、親の問題ももともとの領域でなければ解決しません。親との確執を位置づけ直し、夫婦の不和は夫婦間で解決し、離婚で受けた心の傷を直視して癒し、子育て以外に自分の存在意義を見つけ、自分の完璧主義の裏側にある不安を認める勇気を持つことです。

実は親も子も同じようなパターンに陥っているわけですが、自分の問題に気づくのは親の方が難しいことも少なくありません。子どもには病気の症状が出ているけれども親には「子どもをコントロールしたがる」という症状しか出ていないので問題がわかりにくいということもあります。しかし、それだけではなく、子どもが病気になってしまうと、すべてがそれを中心に回り始めるので、とても自分の内面に向き合う余裕をもてないということもあるのです。

親の中の癒されていない部分は、子育てに影響を与えます。これは、癒されていない親はよい子育てができないということを言いたいわけではありません。完全に癒されている人間など、まずいないでしょう。大切なのは、自分に癒されていない部分があることを認めることです。自分の弱い部分を否認しないで受け入れれば、子どもの弱い部分も正面から受け入れてあげることができます。そして、共感をもって子どもの話を聴いてあげることができるようになるでしょう。

子どもの側も、親がなぜこのように自分をコントロールして育ててきたのか、という事情がわかれば、親を許しやすくなります。親が決して確信犯ではなく、悩みながら迷いながらその時々で自分なりのベストを尽くしてきたにすぎないことを理解することができるからです。そして、人間全般に対してもう少し柔軟で寛容なものの見方ができるようになり、病気になった自分のこともだんだんと許せるようになってくるのです。「自分の事情はちゃんと子どもに話してきました」とおっしゃる方もいますが、その話し方は往々にして自分の子育ての正当化であって、一人の人間として自分の弱さを認めるような話し方になっていないものです。「親はいつでも正しくなければいけない」という怖れを一度手放してみると子どもとの距離がぐっと近くなります。

自分には特に問題がないと思っていた親でも、子どもの治療にずっとつきあっているうちに自分の問題に気づくこともあります。私の患者さんのお母さんでも「夫は話してもわかってくれないから話さないのが一番」と開き直っていたのが、娘がコミュニケーションを通して安定していく様子を見て、「私も夫に話してみたら、少しは関係が改善したような気がします。これからは私も言ってみることにしました」と言ってくれた人もいました。親にとっても子どもの病気は自分が変わるチャンスなのです。

第8章

対人関係療法

摂食障害を
本質的に治療する

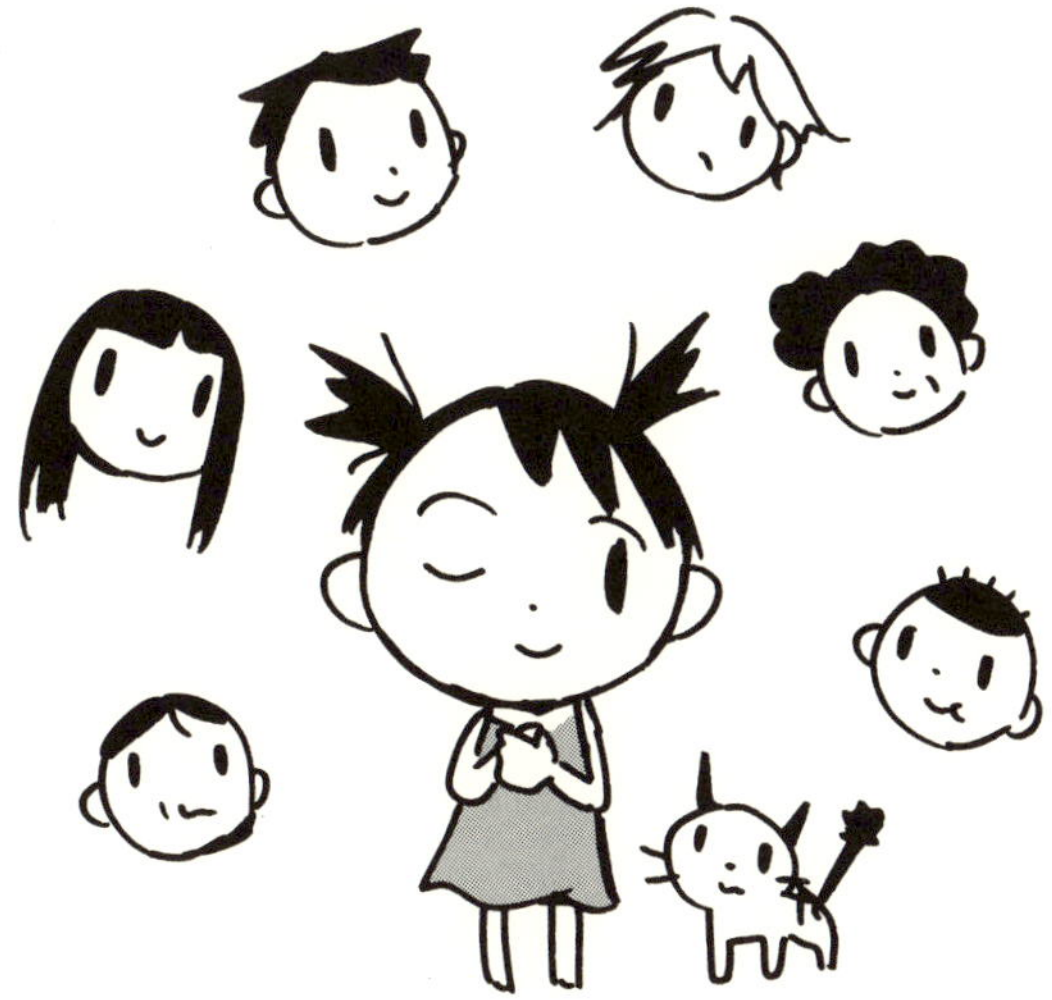

1 対人関係療法とは

(1) 摂食障害治療の世界的スタンダード

精神科領域にはさまざまな治療法がありますが、その中で、過食症に対して効果があると科学的に検証されているのは、今のところ、認知行動療法と対人関係療法だけです。もちろん、個人的なレベルでは、ほかの治療で治ったという人もいると思います。しかし、大規模な臨床研究で、過食症に対する効果が確認されているのは、この二つの治療法だけなのです。

ある病気に対して効果があるということを検証するには、新薬の臨床試験の場合と同様、大勢の患者をいくつかのグループに分けて、どんな治療を受けたいかという希望を聞かずに、治療を割りあてます。薬の場合は偽薬と比較しますので、自分が飲んでいる薬が本物なのか偽物なのかわからないという条件で比較します。精神療法の場合は、何の治療法かまで隠すことはできませんが、それ以外は薬の臨床研究と同じような方法で行います。

このような手法で研究をして、さらに治療終了後の経過まで追ってみると、本当に効果がある治療法以外は「明らかな効果なし」ということになります。

認知行動療法と対人関係療法は、そのような中で長期的な効果が示されてきた強力な治療法で、どちらも精神療法です。抗うつ薬を中心とした薬物療法は、一時的な効果しかないことがわかっています。私は過食の症状の治療に薬を使うことはありませんが、こだわりが病的に強い人や、うつが強い人には抗うつ薬を併用します。

認知行動療法というのは、食行動をある程度コントロールしながら（行動療法）、自分のものの見方の歪みを修正する（認知療法）、というものです。こちらの方が、どちらかというと現在の過食症の標準的治療法として知られています。

私が専門にしているのは対人関係療法で、「重要な他者」（配偶者や親や恋人など、患者にとって最も大切な他者）と自分との現在の関係に焦点をあてていく治療法です。摂食障害の治療においても、食行動ややせたい気持ちは直接扱わずに、あくまでも対人関係を扱っていくところが大きな特徴です。対人関係療法は、一般への普及よりも効果の検証を優先させたという歴史的な経緯もあり、一般臨床においては認知行動療法よりも出遅れていますが、「これからの治療法」としてその大きな可能性が注目されています。

(2) 治療終了後も効果の上がる治療法

摂食障害に対してこの二つの治療法を直接比較した研究は二つあります。一つ目は、認知行動療法、対人関係療法、行動療法（食行動をコントロールする治療法）の効果を、治療終了後六年まで追った研究で、一九九五年に精神医学分野で国際的に最も権威があるとされる“Archives of General Psychiatry”という医学雑誌に発表されました。約半年の治療終了時には、対人関係療法よりも認知行動療法の方が圧倒的に高い効果を示しました。ところが、治療終了六年後まで追ってみると、対人関係療法の効果は伸び続け、六年後には認知行動療法よりも高く、行動療法の三倍以上の効果を示すことがわかったのです。治療で学んだことを、日々の対人関係の中で実践していくことによって効果が高まるのだと思われます。なお、かつては過食症の治療法として愛用されていた行動療法は、治療終了時にはそこそこの効果を示していても、治療が終わると反動のように効果が激減し、治療中に治った患者さんのうち半分が六年後には再発していることがわかりました。単に過食を抑えて食行動を是正するやり方では、一時しのぎ的に症状は抑えられてもすぐに元に戻ってしまう（あるいは、もっとひどくなってしまう）ということの結果は、本書で述べている「過食はストレス度を表すものであって、過食を抑えることには意味がない」ということのよい証拠となるでしょう。

二つめの研究は同じ医学雑誌に二〇〇〇年に発表されました。まだ治療終了一年後までしか経過を追えていませんが、やはり前の研究と同じような結果が出ました。

なお、私自身の経験も含めて、実際の治療では、対人関係療法の効果はもっと早く現れます。これらの研究は、もともと認知行動療法のどの部分が効くのかを調べるために行われたため、対人関係療法を行う際に、認知行動療法と共通の技法である「ロールプレイ」や「症状と出来事の関連づけ」などの使用が禁じられていました。これらの技法は、対人関係療法においても中心的な技法ですので、効果の出方が鈍くなったものと思われます。

なお、拒食症については、認知行動療法も含めて、今までのところ「効果あり」ということが示された治療法は一つもありません。拒食症は、過食症に比べると、まだまだわからないことの多い病気だということになっています。でも、私自身は、第6章で述べた「拒食の要素の治療」に対人関係療法を組み合わせることによってかなりの成果を上げてきています。もちろん、二〇キロも体重を増やさなければならないような症例では、二～三年はかける覚悟が必要ですから、過食症のようにすぐには治りません。しかし、最初の時点できちんと対人関係療法をやっておくと、後は安心して体重が増えるのを待っていられるという状態に持ち込むことも可能です。

私が摂食障害の患者さんに対人関係療法を行っているのは、その治療効果の高さだけでなく、摂食障害の患者さんが対人関係面で問題を抱えていることが非常に多いからです。また、認知行動療法に比べると、対人関係療法は受け入れやすい治療法であると言えます。認知行動療法は、「絶対によくなろう」という意志を持った人にはとてもよい治療法だと思いますが、そうでない人には難しいことがあります。過食嘔吐に生活を支配されている人に食行動をコントロールしないと言っても、治療から脱落してしまうケースが少なくないのです。実際に、「自尊心」が低い人は認知行動療法から脱落する率が高いというデータがあります。「自尊心」の低い人ほど、病状が深刻で治療を必要としているのに、です。一方、「食べ方はそのままでよいから、まずは対人関係の悩みから話し合っていきましょう」と言えば、私の経験からは脱落する人はほとんどいません。むしろ、「この治療者は自分の本当の悩みを理解しようとしている」と見抜いて信頼してくれるケースが多いのです。

日本人はどうしても対人関係の中での自己表現が苦手です。そのコミュニケーション能力の低さのために、さまざまな精神的トラブルに陥っていると思われる例に多々出会います。対人関係療法は米国で開発された治療法ですが、私はむしろ日本人にこそ合った治療法ではないかと思って愛用してきました。対人関係療法をきちんと受けると、単に「病気が治る」というだけでなく、その人の生活全般にとてもよい影響を与え、対人関係にも自信がつくというケースが多いのです。病気の治療法というよりも、人生の治療法とすら言いたくなる例にも出会ってきました。それまでの人生のあり方の総決算として摂食障害になっている人たちに対しては、本質的な治療だと言えるでしょう。治療をきちんと行っておくと、人生の別の局面で病気を再発させたりほかの病気になったりすることも少なくなるだろうと思っています。

認知行動療法については本も数多く出版されていますので、その説明は他書に譲るとして、本書では対人関係療法による治療をご説明します。

(3) 対人関係療法とは

対人関係療法（Interpersonal Psychotherapy：略してIPT）は、現在の対人関係に焦点をあてた短期精神療法です。本来はうつ病患者の治療用に、米国の精神科医クラーマン博士らが一九六〇年代後半から開発しました。クラーマンらは、精神療法も薬と同じように効果をきちんと検証してから普及させるべきだというふうに考えていたため、対人関係療法は主に臨床研究を通して発展し、効果についてのデータはほかの精神療法に例を見ないほど充実しています。効果があいまいな精神療法が多い中、これは非常に珍しいことです。臨床研究の分野では早くから知られていましたが、一般臨床家の間に普及し始めたのは一九九二年にクラーマンが亡くなってから、というユニークな治療法です。

近年では、うつ病の治療法として、米国の消費者ガイドで支持され、アメリカ精神医学会の治療ガイドラインやプライマリケア医師（一般開業医）向けのガイドラインでも有効な治療法として位置づけられています。アメリカ精神医学会の治療ガイドラインに載っているということは、国際的に標準的な治療法であるということを意味しています。元来はうつ病の患者向けに開発された治療法ではありますが、その後、さまざまな年齢層や心の病向けに応用されてきました。本書で述べる摂食障害は、その中でも重要なものです。

日本では、医学専門誌などで少しずつ紹介されてはいましたが、一九九七年に私たちが『うつ病の対人関係療法』の訳書を日本語の本として初めて出版しました。その後、専門家の間で徐々に知られるようになってきてはいますが、欧米に比べると大きく立ち後れています。

(4) 対人関係療法はどのようにして作られたか

対人関係療法は、新しい精神療法を「作り出す」ことを目標として作られたものではありません。「実際によく効く治療」を明確に「体系立てる」ことを目標として作られました。つまり、「病気の原因は対人関係にある」というような仮説に基づいて治療法が作り出されたのではなく、それまでの調査研究からうつ病に関して得られたデータを元に、病気になる直前にその人の生活に起こっていることは何か、病気になったことでその人の生活上変化したことは何か、どのような治療法が実際にうつ病を最も有効に治しているのか、を整理しようとして作られたものなのです。

そして、うつ病の発症前後の問題を研究していくと、直前に起こった対人関係の問題を背景にしてうつ病を発症する人が多いこと、そして、うつ病になると身近な対人関係に歪みが生じること、という事実から、対人関係に焦点をあてることが考え出されました。しかし、うつ病の原因が対人関係にあると言っている単純な治療法ではありません。病気の原因については、遺伝、早期の人生体験、環境ストレス、「性格」などが複雑に組み合わさっている、という「多元的見地」をとっています。ただ、原因がどれほど複雑であろうと、病気が発症するタイミングに注目すると、まずほとんどが対人関係上の何らかのストレスと関わっているのです。これは、臨床に携わっている人ならだれでも「そのとおり」と言えることであり、統合失調症のような、かなり内因性の強い病気であっても、発症のきっかけになるのは、いじめだったり過労だったりすることが多いのです。過労も、「仕事を断れない」「だれも助けてくれない」「だれにも相談できずに追い込まれる」という意味では対人関係上のストレスと言えます。

また、発症した後も、症状の経過は現在の対人関係の影響を強く受けます。現在対人関係に深刻な問題が起こっているのに症状が変わらないということはまずありません。ストレスが強まれば、症状も悪化するのです。同時に、病気が現在の対人関係に影響を及ぼします。身近な人が病気について正しい理解をしていないと「結局は怠けているだけではないか」などという怒りが起こってくることもあり、それがさらに患者さんの症状を悪くすることにもつながるのです。これらの事実の観察に基づいて、対人関係療法では症状と現在の対人関係問題との関連に焦点をあてて治療を行います。

対人関係療法は、効果のデータが充実しているだけでなく、そもそもが病気についての現実的なデータに基づいて作られた治療法であるため、論理の飛躍のない、地に足のついた治療法になっています。

(5) 大切な人との「現在」の関係が重要

対人関係の問題と言っても、あらゆる対人関係を対象とするわけではありません。対人関係療法では、配偶者・親・恋人など、その人にとって最も身近な他人との関係を扱います。この、最も身近な他人を「重要な他者（significant others）」と呼びます。そして、重要な他者との関係のうち、「現在の」関係だけを扱うのも大きな特徴です。過去の関係を話し合うのではなく、目前の対人関係問題に焦点をあてるのです。

また、対人関係というと本人の「性格」が大きな問題になります。対人関係の問題を扱っていると、すぐ「本人の『性格』の問題だ」「『性格』を改めなければ治らないのではないか」といった話になりがちです。対人関係療法では、本人の「性格」がどんなもので対人関係にどのような影響を及ぼしているかを認識しておきますが、「性格」を変えることを治療目標とはせずに、「性格」を理解した上で本人の対人関係のあり方を考えていこうとします。これは、第3章で説明したような「性格」の成り立ちを考えると、合理的であると言えます。

精神療法では、一般に、治療の焦点を絞り込めば絞り込むほど、治療は短期で終えることができます。あれもこれもと扱っていると治療は長くなってしまうのです。「対人関係」「重要な他者」「現在の関係」と絞り込んだ結果、対人関係療法は短期に終えられる治療法になっています。うつ病の場合には一二～一六回の面接で治療が終わり、摂食障害の場合も基本的には同様です。つまり、数ヶ月間で終了する治療なのです。ただし、拒食症の場合は、体重の増加をフォローアップするための別の形の治療がその後必要になることもあります。

一二～一六回というのは、一回の面接に五〇分前後の時間がとれる環境で治療を行う場合の話で、日本の保険診療の現場に適用するためには、いろいろと現実的に工夫する必要があります。私もかつて大学病院で診療していたときには、月に一回受診してもらってエッセンスだけお伝えするような治療をしていた人もいて、おそらく全部で一二回も会っていなかったと思います。一方、一回に一五～二〇分くらいしか話すことができず、回数としては二〇回を超えていた人もいました。対人関係療法は、治療の枠組みよりも戦略にこそ価値があるものなので、ぜひ本書で内容を理解していただきたいと思います。

なお、グループ療法については後述しますが、ここで述べる対人関係療法は個人療法です。個人療法の場合、患者さん一人が治療に来られても十分に成立しますが、患者さんが思春期の場合には、私は原則として保護者の方に同席していただいています。治療を理解してもらうだけでなく、途中のさまざまなコミュニケーションの練習につきあってもらうためにも、同席していただくことの価値は大きいものです。どうしても保護者に同席してほしくないという方には、まず個人で来ていただき、「保護者に同席してほしくない」というテーマも治療の一環として扱っていきます。成人した患者さんの場合でも、親との関係がこじれているケースがほとんどですので、少なくとも部分的には同席してもらうことが多いです。治療の初期に親御さんにコツをつかんでいただくと、その後恋人との関係を扱っていく際にも親がよい支え手となってくれたりします。結婚している方で、離婚の可能性が低い場合は、配偶者を最優先とします。

(6) なぜ摂食障害に効くのか

摂食障害の人の中には、「私は対人関係には問題がありません」と言う人もいます。「協調性」が高めの人も多いので、たしかに一見対人関係のトラブルとは無縁なのでしょう。トラブルを起こさないように自分を抑えて生きてきた人たちであるとも言えます。でも、その「トラブルのなさ」の正体を見てみれば、「自分一人ががまんして抱え込む」という対応パターンをとり続けていることがわかり、それによって蓄積されたストレスが病気へとつながっているわけです。

ですから、「私は対人関係には問題がありません」と言う人には、「そうですか。では、ご自分がこれはおかしいとか、これはやめてほしいと思ったときに、躊躇しないで相手にそう言えますか？」と聞いてみます。皆さん、「いいえ」と答えるか、無言になるものです。さらに「やめてほしいと思っても、そう言わずに、自分だけががまんしてすませるのではないですか？」と聞くと、答えはまず一〇〇パーセント、「はい」です。これは立派な対人関係の問題なのです。広い意味で、対人関係に問題のない摂食障害の人はいないというのが私の臨床経験を通しての結論です。ですから、対人関係療法は、摂食障害の人全般に効く治療法なのです。

摂食障害に対する対人関係療法では、摂食障害を「維持」している対人関係の問題を扱います。第1章で述べたとおり、「やせたい気持ち」を抱くことが病的なのではなく「やせたい気持ち」にしがみついて「やせたい病気」に至り、その状態が維持されることが病的なのです。摂食障害になる人は、コミュニケーションが下手で、自分の気持ちを相手に伝えて問題を解決していくということが非常に難しいというケースが大部分で、そのためにストレスが生じたり自己評価が低下したりすることによって摂食障害が「維持」されているのです。コミュニケーションの方法を改善して、より快適な対人関係環境を作っていくことによってストレスを軽減し、自己評価を高めて摂食障害を治療する、というのが対人関係療法の考え方です。

摂食障害を「維持」する因子を重視するというのは、たとえば、友人から「デブ」と言われたことがきっかけで摂食障害になった人の場合でも、その出来事を重要視して「対人関係問題」としてとらえるのではなく、日頃の身近な他者との関係に注目して互いのコミュニケーションのクセなどを直していくということです。

現在の家族との関係が良好であれば、「デブ」と言われたことは、単なる「不運な出来事」として位置づけられていたことでしょう。たいして親しくもない人からの一言で病気になったという人の場合、重要な他者との関係が満たされていないことがほとんどです。

なお、拒食症については、対人関係ストレスがなくなるだけでは不十分で、少しずつ体重増加に慣らしていくというようなアプローチも同時に行うことが必要です。しかし、対人関係ストレスにまず取り組まないと、体重を増加させるという提案に耳も傾けてくれない人も多いので、やはりこちらが本筋の治療であると言ってよいと思います。

(7) 治療上の三つの大原則

現在ではすべての患者さんと家族に、本書の前身である『「やせ願望」の精神病理』を読んでもらっていますが、以前は対人関係療法のポイントを理解してもらうために次のような文書を配っていました。わかりやすいので、そのままご紹介します。

❶やせたい気持ちや過食嘔吐そのものについてはあまりじっくりと話し込まない

もちろん、状況報告程度のことはしていただいてかまいません。しかし、ここでの治療は「やせたい気持ち」や「過食嘔吐」という症状そのものを分析して何とかするという方法はとりません。「やせたい気持ち」や「過食嘔吐」はあくまでもあなたのストレス度を表すものとして考えていきます。ですから、「この頃、ますます体型が気になるようになってきた。ストレスが高まっているようなので、私の生活の中で何が起こっているのかを考えたい」「過食がひどくなってきたので、何がストレスになっているのかを考えてみたい」というやり方が理想的です。「なぜ自分は体型が気になるのか」「なぜ自分は食べることにこだわるのか」と考え込むのは避けていきましょう。

❷自分のまわりの人たちと自分との関係をよく考えてみる

人間は社会的な生き物ですから、人との関係によって精神状態が大きく左右されます。あなたのストレス度を決める要因には、もちろん仕事のことなどもありますが、身近な人間関係は特に重要です。この治療では、身近な人（家族や恋人など）との関係を検討していきます。相手が自分に期待していることと自分がやりたいことがずれていないか、自分が相手に期待していることは相手に伝わっているか、などというふうに考えていきます。そして自分の気持ちを効果的に人に伝えていくやり方を工夫していきます。まず手始めに、自分の今の状態がどの程度伝えられているか、どの程度理解してもらえているかを考えてみましょう。

❸積極的に治療に参加する

ここでの治療は、「任せておけば治る」というようなものではありません。あなた自身の問題なのですから、あなた自身が最も努力しなければなりません。努力すればするほど治療効果の上がる治療法だと考えてください。ただし、「努力」と言っても、それは「過食をがまんする」と

か「意志を強く持つ」というようなことではありません。努力するのは、❷で説明したことにそって、

○自分のまわりの状況（特に、対人関係に関するもの）に変化を起こすよう試みる。

○自分の気持ちをよく振り返り、言葉にしてみる。

という二点で十分でしょう。私たちは、あなたの努力を手伝っていくということになります。面接は、努力の仕方について検討したり計画を立てたりする場所だと考えておいてください。

これらの前提に基づいて、具体的な治療に入ります。

2 四つの問題領域

対人関係療法は、中心となる問題領域を定めて行います。［図8-1］に、対人関係療法にお

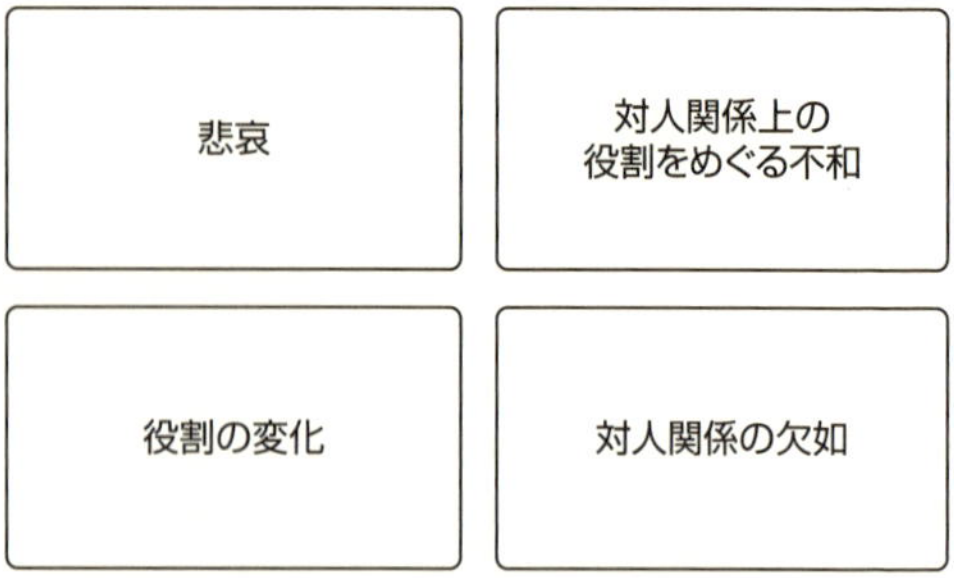

［図8-1］対人関係療法における4つの問題領域

ける四つの問題領域を示します。一つもあてはまらない人は見たことがありませんが、いくつもの問題領域が同時にあてはまる人もいます。実際には、これらの四つの領域のうち、一つか二つを選んで、それぞれの課題に沿って治療を進めていきます。

なお、摂食障害に対する実際の治療で最も多く出会うのは「対人関係上の役割をめぐる不和」、次に多いのが「役割の変化」です。残りの二つはぐっと少なくなりますので、ここでは省略します。また、思春期のうつ病患者用の応用版では、第五の問題領域として「一人親」が考えられたことがあります（現在はこの問題もほかの問題領域のテーマとして扱うようになりました）。離婚した両親のそれぞれへの感情、どちらかと親しくすることについての罪悪感、離婚した両親間のネガティブな感情に巻き込まれる、など独特の対人関係上の問題があるからです。摂食障害の治療の際も、患者さんが思春期で一人親家庭の問題を抱えている場合には、ふまえなければならない視点だと思います。

(1) 対人関係上の役割をめぐる不和

私たちは、あらゆる対人関係において、お互いに相手に対して何らかの役割を期待しているものです。しかし、相手に期待していることと、相手本人の希望との間にずれが生じている場合があります。また、相手に期待していることと、相手が「期待されていると思っていること」がずれている場合もあります。このようなずれが病気につながるほどの問題になっているような状況を「対人関係上の役割をめぐる不和」と呼びます。

たとえば、夫は専業主婦である妻に家事も育児もすべて任せたつもりになっているのに、妻の方では家事は引き受けても育児は共同責任だと思っている場合は、「専業主婦の妻」という役割への期待に関してずれが生じていると言えます。このような状況下では、子どもについての心配事を夫が聴いてくれない、というたびに、妻の不満が募っていきますし、夫の方でも「こちらはこんなに家族のために働いているのに、妻は自分の役割すら果たしていない」と妻への不満を募らせていきます。このようなずれは、日頃は意識されていなくても、子どもが問題を起こしたり心の病になったりしたときに顕在化します。「子どものことはお前に任せたはずだ！」「あなたの子どもでしょ！」という具合にです。

また、親は子どもにすべてを打ち明けてもらいたいと思っているのに対して、子どもは自分のプライバシーを持ちたいと思っている場合は、子どもという役割への期待に関してずれが生じていると言えます。このような場合、子どもの引き出しを探って日記帳を読むというような親の行動が露見するたびに、子どもはストレスを募らせていきます。また、親は「今日はどこに行くの？」と尋ねても答えない子どもの態度に「このまま非行に走るのではないか」と見当ちがいの悩みを抱くことになるのです。

(2) 対人関係は「相手への期待」と「コミュニケーション」で成り立っている

役割期待についてのずれがあっても、それが互いに認識され公然と話し合われている場合には、あまり問題は起こりません。よく、「夫は子どものことにまったく無責任だったので、少しずつ教育しています」などと笑いながら話している人がいますが、これは、ずれがきちんと認識されて話し合われている例です。また、詮索《せんさく》好きな親に対して「まったくもう、お母さんは心配性なんだから。私だってもう子どもじゃないんだから、いいかげんにしてよね」と言えていればよいのです。

しかし、一般には、夫婦の期待がずれていることにも気づいていなかったり、「子どもが親に意見するのは親不孝」「どうせ親は何を言っても聞く耳を持たない」という思い込みのために、話し合いの可能性すら考えられていなかったりする場合が多いものです。

ここからおわかりいただけると思いますが、「役割をめぐる不和」を作るのは、役割期待そのものもありますが、実はそれ以上にそれを伝え合うコミュニケーションなのです。実際、役割期待がかなりずれていても、コミュニケーションが十分とれていれば、たいした問題にはなりません。コミュニケーションによってずれがだんだんと埋まってくることもありますし、仮にずれが永遠に埋まらないとしても、そんな相手を受け入れる態度が育ってくるためです。一方、コミュニケーションが貧弱だと、役割期待のずれがたいしたものでなくても、ものすごい不和が起こってきたりします。また、治療でコミュニケーションを充実させていくと、実はそもそも役割期待のずれなどなかったことが明らかになる場合もあります。まずはコミュニケーションの質を上げて、それから実際の役割期待のずれを考える、というくらいでちょうどいいのです。

(3) 役割不和の三つの段階

「対人関係上の役割をめぐる不和」には三つの段階があります。

❶再交渉

互いのずれに気づいて積極的に変化をもたらそうとしている段階です。「ケンカ」というのも、ここに入ります。話し合いをしようとはしているけれども、その方法が適切でないために、解決に至らないままお互いにストレスがたまっている状況です。この段階にある人に対しては、コミユニケーションの方法を改善することによってスムーズな解決を目指すことが治療になります。

❷行き詰まり

互いのずれに関する交渉をせずに沈黙してしまっている段階です。夫婦であれば「冷たい結婚」「家庭内別居」のイメージです。たいていのケースがこの段階にあります。「どうせ話し合ったって仕方がない」「わかり合えるわけがない」とあきらめてしまって話し合おうとしないのです。この段階にある人に対しては、きちんと話し合ってお互いのずれを明らかにし、解決を目指していくことが治療になります。まずは自分の気持ちを相手に伝えることが第一歩となります。

❸離別

不和が取り返しのつかないところまで来ている段階です。あまりにもちがいが明らかで、もうどのように話し合ってもその関係を続けることができない状態です。この場合は、関係をきちんと終わらせることが治療となります。

●〈対人関係上の役割をめぐる不和〉の症例　サツキさん

過食嘔吐、たび重なる自殺未遂、という症状で受診したサツキさん。生きているのがあまりにも辛いため、治療を受ける気持ちにもなかなかなれません。

サツキさんには恋人がいて、病気のこともすべて知っています。サツキさんは気分の浮き沈みが非常に激しいのですが、調子が悪いときに彼は、「毎日だとこっちも疲れちゃうよ」と言い、そう言われるとサツキさんは、「私は彼に迷惑をかけている。こんな迷惑な存在は死んだ方がいい」と思って、手首を切ったりしてしまいます。

このようなパターンを最初から「対人関係の問題」としてとらえられる人は多くありません。サツキさんもそうだったのですが、「自分の問題。自分さえよくなれば、彼も楽になる」としか考えられないのです。

実際には、このパターンは「対人関係上の役割をめぐる不和」であると言えます。サツキさんはまだ認識できていませんが、「調子が悪い」というメッセージを出すということは、「助けて」という悲鳴なのです。そこで彼に期待されている役割は、「病気で不安定なサツキさんを支えてあげること」になります。ところが、現実の彼は「毎日だとこっちも疲れちゃうよ」と言っているわけですから、期待されている役割を果たしておらず、せいぜい「サツキさんの調子がいいときは一緒に楽しく過ごす」程度の役割しか認識していません。そしてサツキさんには「症状を自分でコントロールする役割」を要求しているのですが、それはサツキさんには不可能なことなのです。

これを「サツキさんの問題」ではなく「彼との関係の問題」としてとらえ直してもらうために、

しばらく時間がかかりました。まずは彼とのトラブルと症状との関連に気づいてもらうところから始めました。彼ともめると自傷行為が起こり過食嘔吐もひどくなる、という関連は明らかであったため、彼にも関係のある話であることがサツキさんにもわかってきました。そして、サツキさんに、もっと効果的な方法で彼に気持ちを伝えてもらうようにしました。「どうせ私なんて迷惑なんでしょ」と手首を切る代わりに、「そういう言い方をされると見捨てられるように感じる」というような言い方をしてもらったのです。その結果、彼は思っていたほど優しい人ではないことがわかりました。

彼との関係をこのまま続けることが自分にとってよいことなのかどうかをサツキさんは思い悩んでいましたが、自分の調子が悪いときに、どんなにわかりやすい伝え方をしても彼の反応が「冷たい」こと、自分は子どもがほしいけれども彼は子どもが嫌いなことなどを一つ一つ考えて、最終的には彼と別れる決意をしました。不思議なもので、この瞬間に、彼女はずっと続いていた引き込もり状態から脱することができました。別れは彼女にとって辛く、何度か症状の揺り戻しがありましたが、「元に戻るとどうなるかわかっているから」と固い決意で前に進みました。

「行き詰まり」にあった「不和」を解決するには、「再交渉」のプロセスを通る必要があります。サツキさんも、わかりやすい伝え方をするなどの工夫で、彼との交渉を試みました。コミュニケーションを改善してみたら、役割期待のずれが解決不能であることがわかってきました。その結果「離別」という結論に達したのです。「行き詰まり」にあった「不和」を解決すると、サツキさんのように、ほかの問題も前向きに動き始める、というのもよく見られることです。

(4) 摂食障害における「役割期待のずれ」

「対人関係上の役割をめぐる不和」は、最も多く見られるケースです。第2章でご紹介したマリコさんやハルカさんも、「不和」の例です。

そもそも、摂食障害という病気の状況そのものを、「役割期待のずれ」として見ることができます。第2章で、病気であるか否かの認識が、患者さんと家族でずれているということを述べました。たとえば、「過食を伴わない拒食症」の場合、患者さん本人は自分が病気であることを認めず、家族ばかりが「こんなにやせては死んでしまう」と大騒ぎするケースが多いものです。

このようなケースを、理想とする体型のずれとして扱う人もいますが、私は、対人関係療法の観点から、役割期待のずれとして見ます。「とにかく食べて健康な外見になってほしい」という家族の期待と、「太ればすべてが解決すると思ってほしくない」という患者さん本人の気持ちがずれているのだと思います。そして、家族の期待はうるさいほど語られるのに、患者さん本人の気持ちは言葉では語られず、ただ「やせる」という現象でしか語られないのが一般的です。そして、この構図は、病気に関すること以外にもあてはまります。このような「ずれ」と、まわりの気持ちは語られるが患者さん本人の気持ちは語られないというコミュニケーションパターンを背景に、摂食障害という病気が起こるのだと思います。

たとえば、第2章でも紹介した「過食を伴わない拒食症」のマリコさんの場合、母親の都合で夕食を作らされてペースを崩されることが不満なのに、それがまったく語られていません。母親側も「マリコはよい子だから大丈夫」と安心しきってマリコさんの気持ちを聞こうとする努力をしていません。母親の気持ちばかりが語られ、マリコさんはそこに母親の苦労を見てしまうためますます自分の不満を言えなくなってしまう、というパターンになります。

そんなマリコさんが唯一自己主張したのが「やせる」という現象だったのです。もちろん意識してやっているわけではありませんが、無意識のハンストであると言えます。そして、拒食症にならなければ、マリコさんの気持ちが語られる機会は永遠に訪れなかったかもしれません。しかし、「もう限界」というSOSが、拒食症の症状として現れたのだと思います。拒食症の症状は、決して効果的なコミュニケーション方法ではありませんから、それをもっと有効なコミュニケーションに修正していくのが治療であると言えます。

(5) 相手への期待を見直す

「対人関係上の役割をめぐる不和」を作る二つの要素は、「期待」と「コミュニケーション」です。このうち、特に重要なのがコミュニケーションです。コミュニケーションの改善法については、後ほど「3治療の実際」のところで述べます。

もう一つのポイントである「期待のずれ」についてですが、摂食障害の場合にわりと典型的なパターンの一つをご紹介しましょう。

摂食障害の患者さんと家族をたくさん見てきて、割合多いパターンとして気づいているのは、娘（患者）と「性格」が似ているのは父親であることが多いということです。たとえば、拒食症の患者さんの場合、簡単に言うと、二人とも頑固で細かいのです。一方、母親は、「性格」がまったく異なり、わりとさっぱりして大ざっぱな傾向があります。マリコさん親子もそうでした。

さて、そういう親子が治療プロセスに入り、それまでの反省から親が「娘の言うことをできるだけ聞いてあげなければ」という気持ちになることは少なくありません。あるいは、娘に自傷行為や家庭内暴力がある場合、逆らうとそういう症状を誘発するのではないかと怖れ、言うなりになってしまう親もいます。

言うことをできるだけ聞いてあげようという姿勢そのものは悪くないのですが、人間にはできることとできないことがあります。たとえば、「食べ物はすべて正確にはかってね」というような要求をする拒食症の患者さんは多く、母親は「わかったわ」と約束します。しかし、もともと大ざっぱな人ですから、そのうち必ず忘れてしまいます。すると、患者さんは「約束したことなのに。お母さんは私のことなんてどうでもいいんだ」と、母の愛情不足としてとらえるのです。

こういうパターンを繰り返して、「もうお母さんのことなんて信じられない」とあきらめてしまっている人もいます。

このようなケースでは、期待が妥当なものであるかどうかを検討する必要があります。人間の「性格」は大枠では変わらないということを第3章でも見てきたわけですが、大ざっぱな性格の人にすべてを細かくはかることを要求しても無理なのです。一時的にはできるかもしれませんが、それを長く続けるのは不可能です。

つまり、母が失敗するのは単に大ざっぱな性格だからであって、娘のことがどうでもよいからではないのです。もともとの期待に無理があるのです。その点を押さえておかないと、「もうお母さんのことなんて信じられない」ということになってしまいます。

もう一つ、私が多くの例を観察して到達した結論は、「大ざっぱな人は、繰り返し言われても案外気にしない」ということです。摂食障害になるような「心配性」な人は、他人からとやかく言われると傷ついたり不愉快になったりします。自分の「ダメさ」を指摘されるような気になるからです。でも、「心配性」でない人は、同じことを何度言われてもあまり気にしません。毎日「お母さん、今日も食べ物をはかってね」と言っても、「はーい」と気持ちよくやってくれます。つまりこういう人に対して抱くべき現実的な期待というのは、「一度約束したらずっと正確にはかること」ではなく、「その都度頼めば正確にはかること」ということになるでしょう。期待のレベルは相手に一歩妥協したものになるかもしれませんが、「もうお母さんのことなんて信じられない」という結論には達しないですみます。

(6)「重要な他者」が変わってくれなかったら

対人関係療法は、治療者にとっても「人間が好きになる」治療法です。患者さん本人も「重要な他者」も、驚くほどの力を発揮してくれることが多いのです。どうして一二～一六回程度の治療でこんなに複雑な問題が解決するのでしょう、と聞かれることがありますが、それは治療者一人でがんばる治療法ではないからです。治療者は舵取《かじと》り役にすぎず、戦略さえ立てれば、後は患者さんや重要な他者、周囲の人たちが力を発揮してくれて、治療を前に進めてくれます。最初は「どうしようもない人」に見えても、「へえ、こんなにすばらしい人だったんだ」と気づくこともしばしばで、人間の持つ潜在的な力に驚かされます。

ですから「重要な他者」が変わってくれなかったら、という心配は、実際にはそれほど問題になりません。

ただ、変わる力を持っている人でも、いろいろな事情から今はその時期ではないということもあるでしょう。「重要な他者」自身も、病気で苦しんでいるケースもあります。

●**症例　ノゾミさん**

「過食を伴う拒食症」のノゾミさんは、母親にずっと暴行などの虐待を受けてきました。殺されそうになったこともあります。母親は、一応世間体を気にして治療に同伴してきましたが、「三人子どもを産んで、病気になったのはこの子だけです。上の二人はちゃんと育っているんですから、私の子育ての問題ではなく、この子ができそこないだということでしょ」などとノゾミさんの前で言ってしまいます。また、「この子を産んだのは失敗だった。だから子どもは二人でいいって、主人に言ったんですけど」と、これまたノゾミさんの目の前でため息をつきます。ノゾミさんは目に涙をためて聞いていますが、後で「母はいつもああなんです」と言います。そして、母親は「もう時間の無駄だからノゾミのために病院になんて来ません。病気で死んでくれたら、かえって助かります」と、治療にも姿を現さなくなりました。

ノゾミさんは、「実の母親にここまで嫌われるなんて、私はやっぱりできそこないの人間なんだ」と言い、母親に愛されない限り自分の病気は治らないと思い込んでいました。

あまりに攻撃的な母親に私も少々びっくりしましたが、今度は父親を連れてくるようノゾミさんに頼みました。ノゾミさんは、「父は少し前までずっと単身赴任をしていて、私の病気のこともよく知らないはずです。来てくれるかわかりません」と消極的でしたが、次の回には父親を連れてきました。父親は最初は病気のこともわかっていませんでしたが、何度か一緒に来てもらい、夫婦間でも話し合いを重ねてもらうと、「今の妻は、とても病気の子どもの面倒を見られる状態ではない。親として許されないことをノゾミに言ってしまう」ということに気づきました。父親は、母親から離れたところでノゾミさんが安心して暮らせるようにしたい、と、家を出てノゾミさんと二人でマンション住まいを始めました。ノゾミさんは父の経済的・物理的負担に罪悪感を抱きましたが、父がそこまで真剣に自分のために動いてくれたことに感動もしていました。

ノゾミさんのコミュニケーションの練習などは父親と行い、進歩しました。また、母親については、「温かい母親として自分を愛してくれる」という期待を見直しました。「温かい母親像」にお別れをして、できることしかできない実物大の母親として認められるようになりました。

(7) 役割の変化

私たちは社会の中でそれぞれの役割を担っています。たとえば、「親」「会社員」「学生」などです。

人生には、これまでとはちがう役割を引き受けなければならない時期が、何度も訪れます。成長に伴って経験する「生物学的な役割変化」としては、思春期、妊娠、出産、加齢による身体機能の低下などがありますし、時代や文化に影響される「社会的な役割変化」としては、入学・卒業・親元を離れる・就職・異動・退職・結婚・離婚・転居などが挙げられます。病気と診断されることも「役割の変化」(健康人から病人への役割変化)ですし、病気から治ることもその逆の役割変化です。これについては、第9章であらためて述べます。

ほとんどの変化がそれ自体よいものでも悪いものでもなく、プラスの面とマイナスの面があります。ところが、私たちは一般に、役割の変化に際して、古い役割を美化し、新しい役割を難しく感じるという傾向があります。役割の変化をスムーズに受け入れるためには、よい面も悪い面も含めて、新しい役割をよりポジティブに考えられるように助けることが治療目標となります。

●〈役割の変化〉の症例　ナオコさん

拒食のため、ガリガリにやせ細って病院を受診した高校一年生のナオコさん。まじめで、治療にも協力的なのですが、体重を増やすことだけはガンとして受け入れない、典型的な「過食を伴わない拒食症」でした。

開業医の一人娘であるナオコさんは、子どもの頃から医学部に進学することを暗黙のうちに期待されていました。本人は実は文系に興味があったのですが、親の期待を裏切ることを怖れて、言い出せずにいました。

現在通っている高校は、医学部に進学しやすいということで親が勧めた高校でした。地方出身者であるナオコさんは、親元を離れて、東京の高校に進学することになったのです。ところが、言葉になまりのあったナオコさんは、入学直後の自己紹介のときに皆からクスクス笑われて以来、周囲から浮いているように感じていました。それでも親に心配をかけないように、とがんばって通っていましたが、そのうちに、あか抜けたクラスメートを見て「やせればすべて解決するのではないか」とダイエットを始め、拒食症へと突入していきました。

地方の中学生から東京の高校生へという役割の変化にうまく適応できなかった例です。ナオコさんの生活上で変わったのは、学校だけではありません。親元を離れています。親と暮らしていれば、ホッと一息つける時間も持てたでしょう。また、小さい頃から仲良くしてきた地元の友達も失っています。ナオコさんは少数の友達とじっくりつきあうタイプでしたので、地元の友達のこともとても大切に思っていました。

新しい生活はどうでしょうか。ナオコさんは親戚の家に下宿していましたが、家の人たちに大変気を遣っていて、とてもリラックスするどころではありませんでした。また、勉強の内容も、より医学部を意識したものになっていて、「自分には向かない」と強く感じていました。学校での人間関係も、なまりを笑われたことで一気にハードルが高くなりました。ナオコさんが心を開かないのでだれも友達になってくれません。友達を作るためにはなまりを克服しなければ、と必死になっているナオコさんは、人と口を聞くことが極端に少なくなり、授業中も、わかっている問題でも手を挙げられませんでした。

ナオコさんの例には、役割の変化を難しくするポイントがいくつもあります。まず、古い役割に伴う親しい人間関係を失った後、新しい役割の中でその代わりになるものが作れていないことです。また、新しい役割の中で要求されている「医学部進学に向けての勉強」も、ナオコさんは「難しい」「自分にはできない」と感じていました。さらに、「なまりをなくす」という要求まで自分に課したことで、ますます変化を難しくしていました。変化に対応できない、という自信のなさが、人に対して心を閉ざす結果になり、友達がいつまでもできないので、ますます変化に対応できない……という悪循環に陥っていたのです。

ナオコさんの治療では、地方から親御さんにも出てきていただき、役割の変化をスムーズに受け入れられるよう、一つ一つ取り組んでいきました。距離は離れていても、親と電話で定期的に悩み事を話し合う習慣を作ること。その際、親は、つい「よい子」になってしまうナオコさんのパターンを認識して、できるだけ本心を聞くようにすること。現在暮らしている親戚の人とも、もっと距離を縮めること。学校でも、自分と気が合いそうなタイプのクラスメートを見つけて、話してみること。担任の先生にも事情を話して、気を配ってもらうこと。自分のなまりを受け入れること。

また、肝心の「医学部進学」については、親とよく話し合い、ナオコさんが本当に進みたい方向に進めばよい、という結論に達しました。高校は変えずに、二年からは文系クラスに入ることになったので、ナオコさんはとても安心しました。

自分から心を開いて話しかけてみることによって、何人か友達ができ、学校生活もずっと楽になりました。そして、その頃から、渋々でしたが、体重を増やすことにも協力してくれるようになったのです。やがてやりたいことが増えてくると、ますます「身体をしっかりさせなければ」ということを自覚してくれるようになりました。

このほか、摂食障害でよく見られるのは、思春期の子どもの成長という「役割の変化」に親がついていけずに、あいかわらず小さい子どものように管理したがる、というようなケースです。このような場合、「あなたは過保護な親ですね」と言われると頭にくる親であっても、「役割の変化」という視点から客観的に眺めることで、子どもの成長を応援しようという気持ちになってくれることも多いものです。

親の過干渉という問題も摂食障害にはよく見られ、「親のコントロールからの解放」を重要な課題にしている治療もあるくらいです。ただ、目標はあくまでも関係性の変化であって、親と絶縁することではありません。時々、「親のコントロールから解放されない限り、自分は治らない」ということにとらわれるあまり、親を敵視したり、親側が完全な召使い状態になっていたりするようなケースを見かけます。反抗期が凝縮《ぎょうしゅく》されたと考えればこういう時期も必要なのでしょうが、それがいつまでも続くのはもちろん健康なことではありません。これは大きく見れば「役割の変化」ですし、小さな局面を見れば「役割をめぐる不和」ということになります。子どもをコントロールしたい親と、コントロールされたくない子どもの「ずれ」なのです。ですから、進めていくべきなのは再交渉、つまり、お互いの役割期待を表現して十分なコミュニケーションをしていくことなのです。そのときに「役割の変化」という大きな視野があれば、再交渉も円滑に進みやすくなります。中には、ノゾミさんの母親のように、歩み寄ってくれない人もいます。そういう場合でも、再交渉の結果、相手への期待を修正することができれば、十分に意味はあります。このプロセスを省略して単に関係を断絶してしまうと、ノゾミさんは母親への恨みと罪悪感の入り交じった嫌な感情をずっと引きずることになります。つまり、「彼女がもっとよい母親だったら……」という気持ちと、「私がもう少し努力していれば母に好かれたのではないだろうか」という気持ちです。コミュニケーションを尽くして再交渉するということは、試行錯誤を通じて新しい関係を築くという意味もあるのです。

3 治療の実際——コミュニケーション分析

(1) 問題のあるコミュニケーションパターン

ここでは、摂食障害の本質に迫るために、対人関係療法の実際の治療の中で使う技法の一つである「コミュニケーション分析」についてご説明します。

コミュニケーション分析とは、より効率的なコミュニケーションができるようになるために、コミュニケーション方法を検討して問題を見つけ、どうすればよいかを考えていくという技法です。

よく見られるコミュニケーションの問題には、次のようなものがあります。

❶あいまいで間接的な非言語的コミュニケーション

自分の気持ちを言葉で伝えずに、ため息をついたりにらみつけたりする、という方法です。暴力や自傷行為も一種の非言語的コミュニケーションです。相手がそのメッセージに気づかない可能性もあり、また、メッセージに気づいたとしても何を言いたいのか伝わらないという欠点があります。前述したサツキさんの場合も、自傷行為は「そういう言い方をされると見捨てられるように感じる」と言う代わりの非言語的コミュニケーションでしたが、まわりは「やっぱり重い病気だ」と右往左往するだけで、サツキさんが伝えたかったことはまったく伝わっていませんでした。

伝えたい内容が「言いにくいこと」である場合ほど、誤解を与えないことが重要です。非言語的コミュニケーションに逃げてばかりでは、自分の意見が正確に伝わらず、誤解を招くこともありますし、こちらが言葉を使おうとしなければ「ずれ」に向き合って話し合うこともできません。一方、幸せな場面では多少誤解されて伝わってもたいした問題は起こらないでしょうから、特に言語的なコミュニケーションにこだわる必要はないでしょう。

❷不必要に間接的な言語的コミュニケーション

直接的な言い方をせずに、嫌みを言ったり、婉曲な物言いをしたりする方法です。言いにくいことを言う場合には、間接的な言い方をした方が角が立たないと感じる人は多いものです。でも、非言語的コミュニケーションの場合と同じで、間接的な言い方では、誤解を招くこともありますし、「ずれ」にきちんと向き合うこともできません。直接的な言い方だけれども相手を不愉快にさせない言い方については、「(3)『気持ち』を表現するということ」のところで説明します。

❸自分の言いたいことは伝わったという思い込み

はっきりした言い方をしなくても、他人は自分の必要としているものや自分の気持ちがわかっていると思い込む、というパターンです。人は超能力者ではありませんから、言わなければ伝わりません。このような考え方でいると、「わかっているはずなのに、何であんなことをするのだろう」などという不満が募り、相手とのずれは広がるばかりです。

❹自分が理解したという思い込み

相手のメッセージが不明確なのに確認しない、というパターンです。相手に批判されたように感じたときに、それを確認しないで「私はあの人に嫌われている」と思い込んでいくようなケースです。相手はそんなつもりではなかったということもありますから、一方的な思い込みによってずれは広がっていきます。

❺沈黙

怒りや不快を表現せずに沈黙してしまうというパターンです。相手に直接怒りをぶつけるよりも沈黙した方がまだましであると考えている人も多いと思いますが、沈黙というのはすなわちコミュニケーションの打ち切りであり、最も不誠実な対応であるとも言えます。「沈黙は金なり」の精神を持つ日本では、特に要注意です。

(2) コミュニケーション分析の実際

コミュニケーション分析では、患者さんと「重要な他者」との最近の会話のうち、患者さんの感情が大きく動かされた会話を選び、一緒に検討します。たとえば、「母とけんかしてからずっと落ち込んでいる」というような場合、そのときの会話を一語一語再現してもらいます。

コミュニケーション分析は、患者さんの記憶が許す限り徹底的に行います。患者さんが抵抗したり退屈したり忘れたふりをしても、特定の会話を一字一句に至るまで最後まで追っていきます。「十分に話し合った」と思っていても、実際に具体的な会話の内容を確認してみるときちんと話し合えていないことも多いからです。

母親が自分に関心を示してくれないことを嘆くトモコさん（過食を伴う拒食症）のコミュニケーション分析の例です。

トモコ「やっぱり母は私のことなんてどうでもいいみたいです。母はここに来るとわかったような顔をしているけれども、家に帰るとやっぱり元どおりで、私に全然関心なんてないんです。こうやって治療につきあわされていることも、ただの迷惑なんだと思います。母と一緒にここに来ることも無駄なような気がしてきたので、今日は一人で来ました」

私　「どういうやりとりのときにそう感じたか、具体的に教えていただけますか」

トモコ　「水曜日に、アルバイト先でものすごく過食をしたくなったんですけど、がまんして帰ったんです。この頃母も私も進歩しているような気がしていたので、前だったらできなかったががまんもできたんだと思います。家に帰り着くまで、それでも過食したくてしたくて、『とにかくうちにつくまでの辛抱だ』と思って一直線に帰りました。母と話せば何とかなるかなと思ったんです」

私　「そうですか。よくがんばりましたね」

トモコ　「はい。でも、家に帰ったら母は友達と電話中でした。私をちらりと見ただけで、電話を切ろうとしませんでした。私はとてもイライラして、リビングのドアをバタンと閉めて、キッチンで過食してしまいました」

私　「そのとき、お母さんはトモコさんが怒っているのか、何に怒っているのか、わかったんでしょうか」

トモコ　「怒っているのはわかったはずです。リビングのドアをバタンと閉めましたから」

＝〈あいまいで間接的な非言語的コミュニケーション〉〈自分の言いたいことは伝わった

という思い込み〉

私　「そうですか。怒っているのはわかったかもしれないけれど、何に対して怒っているかはわからなかったかもしれないですね」

トモコ　「でも、母は電話中なのだから、話しかけられないじゃないですか」

私　「それもそうですね。それで、どうなりましたか?」

トモコ　「食べ吐きをしてから、悔しくて自分の部屋で泣いていました。家に帰れば母が助けてくれるだろうと期待した自分が馬鹿だったと思いました。でもこうして部屋で泣いていれば母が来てくれるのではないかという期待もまだありました。一時間たっても母が様子を見にきてくれなかったので、ますますイライラして、もう一度過食したくなって下におりました。そうしたら母は、ソファに横になってゆったりと雑誌を読んでいるんです。私が二階で泣いている間に、のんびり雑誌を読んでいたんですよ。私の一時間が完全に無駄になった気がして、本当に呆れました」

私　「そうですか。それは頭にきたでしょうね。それで、どうしましたか?」

トモコ　「私が泣きはらした顔をしていたので、母は『あら、どうしたの』と言いました。まったく自分は関係ないという態度に、私はますますイライラして、またリビングのドアをバタンと閉めて過食しにいきました」＝〈あいまいで間接的な非言語的コミュニケーション〉

私　「何も言わなかったんですか」

トモコ　「とても言えませんでした。本当にイライラして情けなかったんです」＝〈沈黙〉

私　「じゃあ、トモコさんがその日に過食をがまんして帰ってきたという話はお母さんには伝えなかったのですか？」

トモコ　「いいえ、伝えました。前の私だったら過食して黙っていたと思いますけれど、やっぱり言わなければわかってもらえないと思って、寝る前に母に話したんです」

私　「すごいですね。どういうふうに話したんですか」

トモコ　「お母さんは私よりも電話が大切なのねって言いました」＝〈不必要に間接的な言語的コミュニケーション〉

私　「それでお母さんは？」

トモコ　「何バカなこと言っているの、早く寝なさいって言いました」

私　「それでトモコさんはどうしたんですか」

トモコ　「やっぱり母は私のことなんてどうでもいいんだな、と思いました」

私　「どうしてそう思ったんでしょうか」

トモコ　「だって、この頃わりとよく話していたのに、その日はまったく会話がなかったんですよ。母親だったら、どうしたんだろうって心配になって、私の話を聞いてみようと思うはずじゃないですか。それなのに『何バカなこと言っているの、早く寝な

さい』と言って話を打ち切ったんですから、私のことなんてどうでもいいということです」＝〈自分が理解したという思い込み〉

私　「それで、どうなりましたか？」

トモコ　「すっかりイヤになってしまって、実は今日ここに来るまで母とはまったく口を聞いていないんです」＝〈沈黙〉

私　「トモコさんは『お母さんは私よりも電話が大切なのね』と言ったとき、本当は何を言いたかったんでしょうね」

トモコ　「え？」

私　「お母さんにどうしてほしかったんでしょう」

トモコ　「やっぱり、私が大変な状況のときには、様子を気にして電話を切ってほしかったし、切れなかったとしても、せめて部屋まで様子を見にきてほしかったんです」

私　「そうですよね。そういうふうに言えば、お母さんも『何バカなこと』などとは言わなかったんじゃないでしょうか。いきなり『お母さんは私よりも電話が大切なのね』と言われて、戸惑ってしまったんじゃないですか？　お母さんはそういうことにすごく気がつくタイプではないですし」

トモコ　「……」

私　「それからずっと黙っているトモコさんに対して、お母さんはどうしているんですか」

トモコ　「『今日はいいお天気ね』とか、『おもしろそうな映画をやっているわよ』とか、気楽なことばかり言っています。私がこんなに辛いのに」

私　「トモコさんの辛さはわかっているんでしょうか」

トモコ　「だってずっと黙っているんだから、ふつうの状態じゃないことくらいはわかるんじゃないですか」

私　「でも、お母さんが原因ということはわかっているんでしょうか」

トモコ　「わかっているはずです。だって、あの日からなんだから」＝**〈自分の言いたいことは伝わったという思い込み〉**

私　「そうでしょうか？　何だか、一番肝心の部分が伝わっていないようですね。先ほどおっしゃっていたように、トモコさんが大変な状況のときには、様子を気にして電話を切ってほしかったし、それができなくても、せめて部屋まで様子を見にきてほしかった、ということを伝えて反応を見てから、お母さんのことをあきらめるかどうかを決めても遅くないのではないですか？」

トモコさんは母に伝えることの必要性については理解しましたが、「どうしても母と話す気になれない」と言うので、手紙を書くことを勧めました。特に直接言いづらい内容の場合、まずは手紙で始めるというのはよいやり方です。中には、手紙を書いているうちに面倒になって直接伝えることを決意する人もいます。この場合でも、書いてみることで言いたいことが整理されるという効果があるようです。

手紙を読んだ母親は、トモコさんの部屋に話をしにきてくれました。トモコさんがそんな思いで帰宅したとはまったく気づかなかった。不機嫌なのも過食しているのも気づいていたが、きっとアルバイト先で嫌なことでもあったのだろうと思った。余計なことを言ってさらに機嫌を損ねるのが怖かったので、気にはなったが気にしないことにして雑誌を読んでいた。やがてリビングに下りてきたトモコさんが『お母さんは私よりも電話が大切なのね』といきなり言ったが、まったく理解できなかった。きっとこれも病気の一つの症状なのだろうと思って、早く寝かした方がよいだろうと思った。その日以来口を聞かなくなったトモコさんを見て、これはアルバイト先でよほど嫌なことがあったにちがいないと思い、心配していた。少しでも気を紛らそうと思ってお天気や映画の話をしていた……。

母の真意は、トモコさんが考えていたのとはまったくちがいました。トモコさんのことがどうでもいいどころか、気遣った結果のことだったのです。トモコさんもこのときばかりは言葉によるコミュニケーションの重要性に気づくことができました。

きちんと言葉でやりとりしたところ短時間でこれだけの誤解がとけ、親子関係は再びうまくいくようになりました。コミュニケーションの方法が悪いと、どんどん「ずれ」が広がっていくよい例でしょう。

このような例におけるコミュニケーション分析を、私は「コミュニケーションの交通整理」と呼んでいます。どちらにも悪意があるわけではなく、むしろ、相手のことを思っているのです。しかし、その表現型であるコミュニケーションがずれていると、まるで憎しみ合っているかのようになってしまうのです。こういう場合は、ちょっと交通整理をするだけで、スムーズに気持ちのやりとりができるようになります。

解決不能な問題だと思い込んでいたものが、コミュニケーションパターンを修正することで、実は問題など存在しなかったことに気づくことも多々あります。

もちろん、誤解はとけたけれど、やはり相手との溝は埋まらないということもあります。その場合は、自分が相手に対して抱いている期待は妥当なものなのか、相手が自分に抱いている期待は自分の「自尊心」を低下させるようなものではないのか、自分と相手との関係を続けることは正しいのか、といったことも考えながら、その「ずれ」に向き合っていくべきでしょう。

「対人関係上の役割をめぐる不和」のところで紹介したサツキさんの場合も、手首を切るという間接的なコミュニケーションを、「そういう言い方をされると見捨てられるように感じる」と伝える、直接的コミュニケーションに変えてもらいました。その結果、彼との期待のずれが明確になり、それが歩み寄れないレベルであることがはっきりしたので、別れるという選択肢が視野に入ってきたのです。

(3)「気持ち」を表現するということ

ここまで読んでこられて、「でも、そこまで何でもかんでも言葉で直接的に表現したら、人間関係を損ねてしまうのではないか」と思われた方も多いかもしれません。

ここで、「直接的に話す」ということを、少し考えてみたいと思います。

患者さんの中には、『言えない』ことが問題なのではなく、むしろ、ストレートに言いすぎることで相手を傷つけているのだ」と言う人もいます。サツキさんもそんな一人でした。彼女は、逆上すると、恋人に対して「私と別れたら、あなたの人生を滅茶苦茶にしてやる！」と叫んでいました。それがサツキさんの「ストレートな言い方」だったのです。でも、本当にそうなのでしょうか？　サツキさんにそう叫ぶときの気持ちを聞くと、「彼には悪いと思うけれど、ほかにぶつけようがない」「言った後に、ますます嫌われてしまう、とどうしようもない気分になる」と言います。こういう気持ちは彼にはまったく伝わっていません。つまり、「あなたの人生を滅茶苦茶にしてやる！」というのは、決してストレートな言い方ではなく、やはり間接的なコミュニケーションなのです。本当に言いたかったことは「私を見捨てないで」ということであり、そう言えて初めて直接的なコミュニケーションと言えるのです。あるいは、「あなたの人生を滅茶苦茶にしてやる！」と言った後でも、「あなたには悪いと思うけれど、今はこんな言い方しかできないのよ。こんなことを言うと、ますます嫌われるということもわかっているんだけど」と言えれば、とりあえず直接的なコミュニケーションになるでしょう。
つまり、「直接的に話す」というのは、何も攻撃的な話し方をするという意味ではないのです。むしろ、その逆になります。

ケンカになってしまう話し方を見ていると、まずほとんどが相手についての決めつけを中心に進んでいます。たとえば、「あなたはだらしがない人ね」とか、「君には治ろうとする気持ちがないんだな」とか、「あなたは私のことなんてどうでもいいのね」というような話し方です。これらは、相手についての決めつけをしているにすぎず、自分の気持ちを話しているわけではないのです。こういう言い方が相手を怒らせます。

一方、「私は家が散らかっていると落ち着かなくて苦しくなるの。それが自分の弱点だというのはわかっているわ。できるだけ自分で片づけているけれど、あなたも協力してくれる？」と言われて傷つく人はまずいないでしょう。「君がこのまま治らないのではないかと思うと、僕はとても不安になるんだよ。君のことがとても大切だからね」と言われて頭にくる人もまずいません。「あなたが私との約束を忘れていたときに、とても寂しかったわ。私はこのままひとりぼっちになるように感じたのよ」と言われて怒鳴り返す人もいないでしょう。自分の気持ちを話すというのは、こういうことなのです。

長い間自分の気持ちを言葉で表現してこなかった患者さんたちは、最初の頃はとても不器用で、相手を怒らせたり傷つけたりするような言い方しかできないことが多いものです。でも、コミュニケーション分析を続けていくことによって、だんだんとうまい自己表現の仕方を覚えていきます。コミュニケーション分析の結果、「今度はこういうことを伝えよう」ということになったら、どういうふうに言うかというところまで一緒に練習します（ロールプレイ）。もちろん、話すことのすべてが予測できるわけではありませんから、「ずっと自己表現してこなかったから、しばらくは言い方が下手だと思う」ということをまわりの人に伝えておくことでうまくやっている人もいますし、「傷つけてしまった」と思ったら「あなたを傷つけたいのではなくて、私たちの関係をよりよくするために言ったことなの」とフォローすることでうまくやっている人もいます。自分に合ったスタイルを見つければよいと思います。

また、「気持ちを伝えるということ」が苦手なのは、患者さんだけではありません。病気でない人も、特に男性は、「気持ちを伝える」という習慣がまったくない場合があります。仕事上の話や理屈っぽい話は饒舌《じょうぜつ》にできても、自分の内面に向き合って素直に言葉にする作業をほとんどやったことがないという人もいます。どうも、「男たるもの、自分の気持ちを話すなど女々しい」という価値観があるようなのです。そういう土壌で育った人たちも、患者さんと同様、「気持ちを伝える」ということについては赤ちゃんと同じで、練習によって少しずつ進歩していくしかありません。夫婦面接などをしていると、気持ちを表現してくれない夫にイライラしている人もいますが、「それは幼稚園生に大学院の内容を要求するようなものですよ」と言うと、苦笑して、現在の立ち位置に戻ってくれます。

コミュニケーション分析は、治療者がいなくてもできます。自分で会話をできるだけ正確に思い出して、できればそれを紙に書いてみることをお勧めします。自分がどのようなパターンのコミュニケーションをしているかがよくわかると思います。

(4) 症状とストレスの関連づけ——拒食・過食がひどいときはストレスがひどいとき

対人関係療法では、現在の対人関係と症状との関連に注目していきます。面接の初めに「前回お会いしてからどうですか?」と尋ねて、「今週は過食がひどかったです」という答えが返ってくれば、「彼との間に何かあったのでしょうか?」というふうに、症状と対人関係を関連づけます。反対に、「前回お会いしてからどうですか?」という質問に対して「彼とひどいケンカをして、もう彼のことが信じられなくなりました」というふうに答えれば、「そういうときは過食のエネルギーも増すように感じましたか?」「体重がますます気になるようになりましたか?」と関連づけたりします。

そうは言っても、治療に入った時点での患者さんは、症状を中心に生活が回っており、ある意味「針が振り切れている」状態ですから、ストレスと症状の関連という微妙なテーマがまったくピンとこない場合も多いのです。この時点では、私は、「今はピンとこないと思いますが、もう少し対人関係のストレスが落ち着いてくると、どういうときに過食をしたくなるかがわかるようになってきますよ」と予言するにとどめておきます。そして、コミュニケーションを通じてストレスが解消するという体験をある程度繰り返してもらってから、「どうですか？　過食とストレスの関係について、気づいたことが何かありますか？」と尋ねていきます。返事がまだ「ノー」でも、「そうですか。まだわからないかもしれませんね。この調子でやっていけば、もうじきわかるようになると思いますよ」と言います。摂食障害になる人は完璧主義の人が多いですから、このくらいのんびりしていないと自らを責めて追いつめてしまうからです。

実際には、数回の面接を経て、ほとんどの患者さんが過食と精神状態の関係に気づいていきます。ここまで来れば、治るための軌道に乗ったと言えます。その瞬間から、取り組むべき対象が、過食というとらえどころのない症状ではなく、その精神状態につながった対人関係の問題になるからです。治療にもますます真剣に取り組むようになります。

対人関係療法を行う場合、診断のための初期の面接を除けば、症状という話題の出番は、ストレスとの関連づけのときだけです。症状はストレス度を表すもの、という本書のテーマどおりです。私たちは体温計で体温をはかりますが、熱があるのがわかれば、熱の原因を考えてみたり、「ちょっと横になってみようか」「薬を飲もうか」「医者に行こうか」と対応策を考えてみたりします。いつまでも体温計の数字を眺めて数字そのものについて論評したりしません。摂食障害における症状も体温計の数字のようなものです。症状がひどいということがわかったら、なぜ症状がひどくなっているのかを考え（ストレスとの関連づけ）、対応策を考えればよいのです。

ところが、やせたい気持ちや過食嘔吐については話し込まないという「治療の大原則」を確認しあっていても、患者さんは症状の話に戻りがちです。特に、対人関係領域で困難に直面したときには、「どうしてもやせたいんです」「過食が止まらなくて」などと症状のことばかり話したがります。あるいは、「やっぱりこれは食べ方の病気なのだから、食べ物の話をするべきではないですか」などと治療構造そのものに疑問を投げかけてくる人もいます。まだまだ症状の力を借りずに自分の問題に直面するだけの力がついていないということなのでしょう。それまで地道に対人関係療法の道筋を歩んできていても、大きなトラブルに見舞われたり「重要な他者」への絶望感が強まったりすると、振り出しに戻りたがる人が多いのです。

対人関係療法では、原則として、患者さんの能動性を尊重します。治療における質問の仕方も、「○か×か」で答えられるようなものではなく、患者さんが答えを自由に膨らませることができるような「どう思いましたか?」「いかがですか?」「なぜだと思いますか?」などといった聞き方をします。また、話題の選択も、できるだけ患者さんに任せます。

しかし、「重要な他者との現在の対人関係に焦点をあてる」という治療の原則から大きく逸脱してしまうときには、治療者が軌道修正をしなければなりません。患者さんの能動性をなるべく損ねずに軌道修正するために、患者さんが食行動の話をしてきたときに「そんな話はしてはいけない」などと注意したりはせず、適切な質問で、焦点を現在の対人関係に引き戻します。

たとえば、第3章で紹介した「過食を伴う拒食症」のユリさんのケースではこんな様子でした。

私　「前回お会いしてからいかがですか」

ユリ　「過食がひどいです。やっぱり私は怖くて食事がとれない。無理やり食べると不安になって、そのまま過食になっちゃうんです。先生、何とかしてください」

私　「今までお母さんに何でも先回りして決められて、それで自信がなくなってしまった、ということはお母さんに伝えられましたか？」

ユリ　「過食がひどくて、母もカリカリしていて、とてもそんな話ができる状態ではありませんでした。やっぱり過食を先に治さないと」

私　「伝えようとはしたんですか？」

ユリ　「すぐに過食がひどくなってしまって、それどころではなかったんです」

私　「伝えようと約束したことは覚えていますよね？」

ユリ　「はい」

私　「どうでしょう？　お母さんに話さなきゃ、と思ったことがプレッシャーになって過食がひどくなったような感じはありませんか？」

ユリ　「……わかりません」

私　「今までのことをお母さんに話すというのは勇気がいることだと思いますけれど」

ユリ　「……はい」

私　「前回、お母さんに話します、とずいぶん簡単に約束してしまって、後悔しませんでしたか？」

ユリ　「……はい、しました。病院を出て、家が近づいてきたら、とても不安になってきたんです。あんなこと話したら怒られるんじゃないか、でも先生と約束してしまったから話さなきゃ、と思って、いろいろ考えているうちにイライラしてきて、スーパーでお菓子をたくさん買って、家に帰ったら、すぐに過食してしまいました」

私　「どうしたらいいかわからなくなると過食になってしまうみたいですね」

ユリ　「……そうですね」

私　「あんな大きな問題を自分一人でお母さんに話すというのは、たしかに大変なことですよね。ずいぶん簡単に約束したなと思って驚いていたんですよ。やっぱり無理だった、ということを今日話してくれればよかったのに」

ユリ　「でも、約束した以上は、できないと先生に軽蔑されるんじゃないかと思って」

私　「今まで、ずっとそんなふうに考えてきたんですね」

ユリ　「はい。いつも相手がどう思うんだろうということが気になって、無理をしてしまうんです」

私　「でも、その結果として過食がひどくなっているんだから、これはよくないパターンですね。もう一度、お母さんへの伝え方を一緒に考えてみましょう」

こうして、症状と対人関係の関連を検討しながら、本来の課題に戻ることができたのですが、最初にユリさんが「先生、何とかしてください」と訴えてきたときに、そのままユリさんのペースに乗ってしまうと、いつまでも治療の本筋には戻れなかったでしょう。それどころか、対人関係の問題も扱わずに過食を「何とかする」などというのは不可能なことですから、何もできない治療者に患者さんは不満を募らせることにもなるでしょう。

対人関係療法では、症状とはストレス度の表れであり、ストレスが高まると症状もひどくなる、という前提で治療をしています。ですから、患者さんが症状を訴えたがるときほど対人関係ストレスが高まっていると考えるべきであって、そんなときこそ、対人関係そのものについて話し合わなければならないのです。こうした軌道修正の繰り返しによって、患者さんにも症状とストレスの関係がよく理解できるようになります。ストレスが高まると症状に逃げてしまう自分のパターンもわかるようになります。食行動を扱わずに対人関係に焦点をあてることには、そのような意味があるのです。

(5) 病気は対人関係を楽にするチャンス

摂食障害の人にとってコミュニケーションが大きな課題だということはここまででおわかりい

ただけたと思いますが、そもそも摂食障害の症状そのものが、一種の非効率的なコミュニケーションであることに気づかれたでしょうか。

拒食症の人は、自分の辛さを「やせること」で表現しています。過食症状を持っている人は、対人関係のずれに直面したときや、トラブルに見舞われたときに、症状がひどく出ます。本当は言葉で「辛い」と表現したいのに、それができないために、代わりに症状がそれを語ってくれるのです。前述のユリさんのケースも、「母に伝えるなどという課題は自分には荷が重すぎる」ということを言葉で伝えられないために、過食という症状の悪化によって訴えようとしていたのでしょう。言葉で表現するということが、摂食障害の人は恐ろしく下手です。もちろん、過食症の人の中には一見明るくて社交的な人はいます。しかし、自分の本心をきちんと相手に伝えることだけはできていないのです。「相手を怒らせるから」「嫌われてしまうから」「心配をかけるから」「恥ずかしいから」「どうせわかってもらえないから」などという理由で、自分の気持ちを伝えることを躊躇してしまう人が多いのです。

病気の症状というのは、一種の「非言語的コミュニケーション」という見方もできます。しかし、正確に理解されることはまずないコミュニケーションパターンだと言えます。特に、摂食障害の場合の症状は、本人が望んでいるのと逆の状況を作ってしまうことが多いのです。たとえば、「親に干渉されるのが嫌だ」という気持ちから拒食症になった人の場合、やせることを心配する親はさらに過干渉になります。また、「自分の言うことをちゃんと聞いてほしい」という気持ちから過食症になった人の場合、過食嘔吐という奇妙な症状のおかげで、「過食もがまんできないようなわがままな子の言うことは聞けない」と、ますます意見を尊重してもらえなくなるのです。摂食障害の治療とは、症状の力を借りずに言葉で自己表現できるようにすることであると言っても過言ではないでしょう。こうすることによって、「自尊心」も高まりますし、やせることへのしがみつきも軽くなってくるのです。

ですから、対人関係療法では、治療期間を「対人関係を楽にするチャンス」というふうに考えます。この期間を利用して、どれだけの変化を起こせるか、と前向きに治療を進めていきます。「病気だから治す」ということもあるのですが、そもそも楽でない対人関係の結果として起こった病気なのですから、治療には病気を治すこと以上の意味があります。「私はちゃんと元どおりになるのでしょうか」という質問をする患者さんに、私はよく「せっかく病気になったのに、元どおりになったら、病気になっただけ損です。元のやり方では辛かったから病気になったのですから、治るときにはもっと楽に生きられるようになっているようにしましょう」と言います。病気になったことには意味があります。まさに、対人関係を楽にするチャンスを与えられたのです。

(6) 手を抜いてよいコミュニケーション

ここまで、「ずれ」から逃げないコミュニケーションが大切だということを説明してきました。

でも、すべてのコミュニケーションでその態度を貫いていたら、消耗してしまいます。コミュニケーションについても完璧主義はよくありません。ここで、対人関係療法ではあくまでも「重要な他者」との関係に注目する、ということの意味を考えてみたいと思います。

健康な人の対人関係は、[図8-2]のように分布していると考えられています。自分を中心に、配偶者や親などの重要な他者、そして、重要な他者ほど近くはないけれどもそれなりに親しい友人や親戚、さらに遠くに仕事上の人間関係など、という順番になっています。私たちの心に影響を与える強さはだいたいこの順になっています。重要な他者との関係に問題が起これば、うつ病や摂食障害を引き起こすきっかけにすらなるわけです。だからこそ、対人関係療法では重要な他者との関係に注目して治療を行います。

たしかに、仕事上の知人にひどいことを言われて病気になった、という人もいるでしょう。でも、このような場合、重要な他者との関係がうまくいっているかどうかを見てみると、ほぼすべてのケースで、うまくいっていないのです。重要な他者が仕事上の悩みを共有してくれるような場合には、あまり深い関係でない人に少しくらいひどいことを言われても、

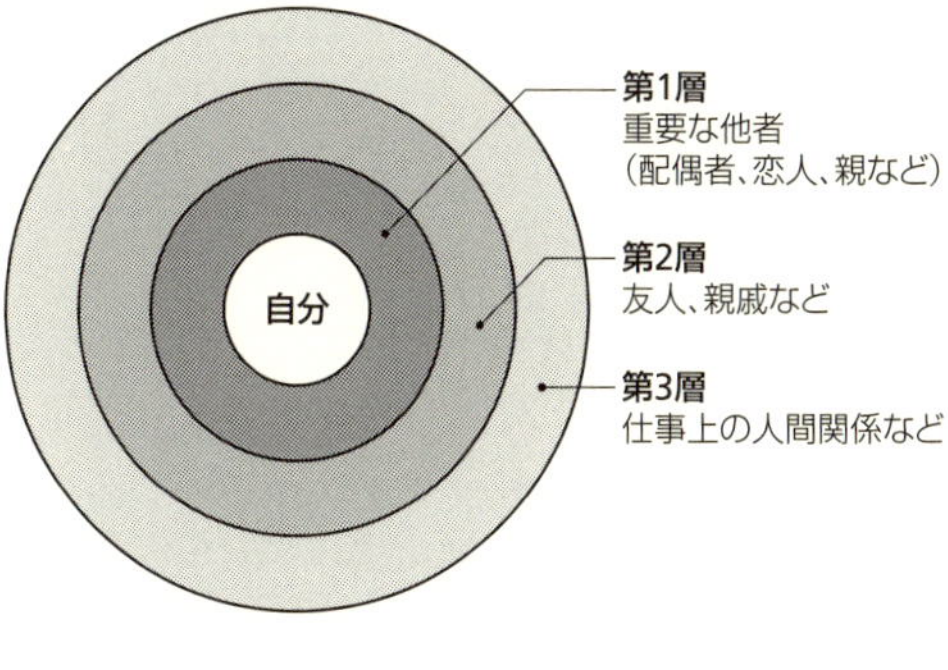

[図8-2] 健康な人の対人関係の構図

落ち込みはしても病気にまでは至らないのです。

ですから、重要な他者との関係に手を抜かなければ、たいていのトラブルは乗り越えられると考えてよいでしょう。重要な他者との関係は、悪くなればそれ自体がストレス源となりますが、良好であれば心を強めてストレス耐性を高めることになります。

対人関係の図において、外側に位置する人ほど、関係に手抜きをしてもよいでしょう。通りすがりの人に言われたことを気にしていちいち誤解を解いたりしていたら、身が持たないでしょう。逃げた方がよい対人関係もあるのです。だれかから批判されたら、「あんなに怒って、自分の気持ちもコントロールできない、かわいそうな人だな」「どうしちゃったんだろう。よっぽど嫌なことでもあったのかな」というふうに、むしろ相手に同情してあげるのはよい手です。自分の問題としてとらえる必要はありません。相手の問題と考えることによって、ずいぶん楽になります。

自分から遠い人との関係は適当にしながら、重要な他者との関係だけは絶対に逃げないようにしていけばよいのです。コミュニケーションを振り返るのも、基本的には重要な他者との関係においての行えば十分でしょう。そうは言っても、コミュニケーションのクセは、あらゆる人間関係に表れるものです。その意味では、いろいろな人との関係の中で自分のコミュニケーションを振り返ってみるのも参考になります。

4 グループ対人関係療法
――対人関係の実験室

対人関係療法は個人療法としてスタートしましたが、現在ではグループ療法も行われています。摂食障害に対するグループ療法も、すでに大規模な臨床研究でその効果が科学的に証明されています。グループ療法の場合は、対人関係療法と認知行動療法の効果は同等で、同じくらい早く現れるという結果が出ています。今まで研究されてきているのは、主に「むちゃ食い障害」（過食症の「ストレス解消のための過食」がメインになったタイプ）についてであり、拒食症や嘔吐を伴う過食症についての科学的なデータは今のところありませんが、臨床的な実感としては、十分に効果が期待できると思っています。

グループ療法においても、対人関係の四つの問題領域のうち一つか二つにあてはめて治療を進めるという原則は変わりません。患者さんによって問題領域は異なりますから、治療前・治療中期・終了後に個人面接をすることによって、それぞれの問題領域を確認します。

同じ病気の人を集めたグループは、それだけでも安全な空間が作られるという利点がありますが、対人関係療法のグループは、人と人との関係を扱うという意味で、さらに特別な意義を持っています。グループは、新しい対人関係パターンを試してみるための「対人関係の実験室」と呼ばれます。それまで自分の怒りを生産的な方法で表現できなかった人が、初めて試す場としてグループを利用できるのです。個人療法であれば、治療者とのロールプレイでやってみるのですが、グループの方が自然な人間関係に近い分、多くのことを学ぶことができます。

そうは言っても、グループはあくまでも「実験室」であり、実際に新しい対人関係パターンによって変化を起こそうとするのはグループの外の実生活です。グループがいかに居心地のよい場所であっても、それを友達代わりにするのではなく、グループの外に友達を作るための作戦会議の場所という位置づけは個人療法の場合と変わりません。

なお、グループ療法は、「対人関係の四つの問題領域」の一つである「対人関係の欠如」という領域の治療にも向いています。

対人関係を始めることができない、対人関係を維持することができない、引き込もってしまっている——このようなケースを対人関係療法では「対人関係の欠如」として扱います。

摂食障害の患者さんに個人療法をする場合、「対人関係の欠如」が治療の中心となる場合はあまり多くありません。思春期に多く発症する病気のため、たいてい「親」という重要な他者がいて、「対人関係上の役割をめぐる不和」か「役割の変化」が問題領域として選ばれるからです。

一方、グループ療法では患者さん同士の共通性を重視するため、あてはまる人の多い「対人関係の欠如」を治療対象とすることもよくあります。過食症やむちゃ食い障害に比較的多く見られる「対人関係の欠如」は、引き込もりタイプではなく、「はたから見れば友達が多く自信があるように見えるけれども、本人は自信がなく、本当に親しい関係を持ったり維持したりすることができない」というタイプです。

こういうタイプの人にとっては、「親しさ」は「孤独」と同じくらいストレスになります。相手が自分の中に踏み込んでくることに不愉快さを感じても「ノー」と言えないので、親しくなるのが怖いのです。あるいは、自分の内面をきちんと伝えることができないので、常にいい顔をしてつきあうことしかできず、親しい関係は大変な負担になります。親しさが重荷になってくるとどこかで関係を断絶してしまう、というパターンが、まわりから見れば「華やかな男性遍歴」などというふうに見えるのでしょう。実際のところは、安定した親しい人間関係を続ける能力の欠如であり、まさに対人関係療法の対象となります。

似たパターンの人が集まるグループでは、自分の問題を客観視しやすくなりますので、「自分が人間としてできそこないだから人間関係が続かないのだ」というふうに自分を責めてばかりいないで、解決可能な対人関係パターンの問題として見ることができるようになります。

なお、グループ対人関係療法では、毎週一回九〇分を二〇回行います。人数は七~九名が最適だとされています。

第9章
摂食障害が「治る」ということ

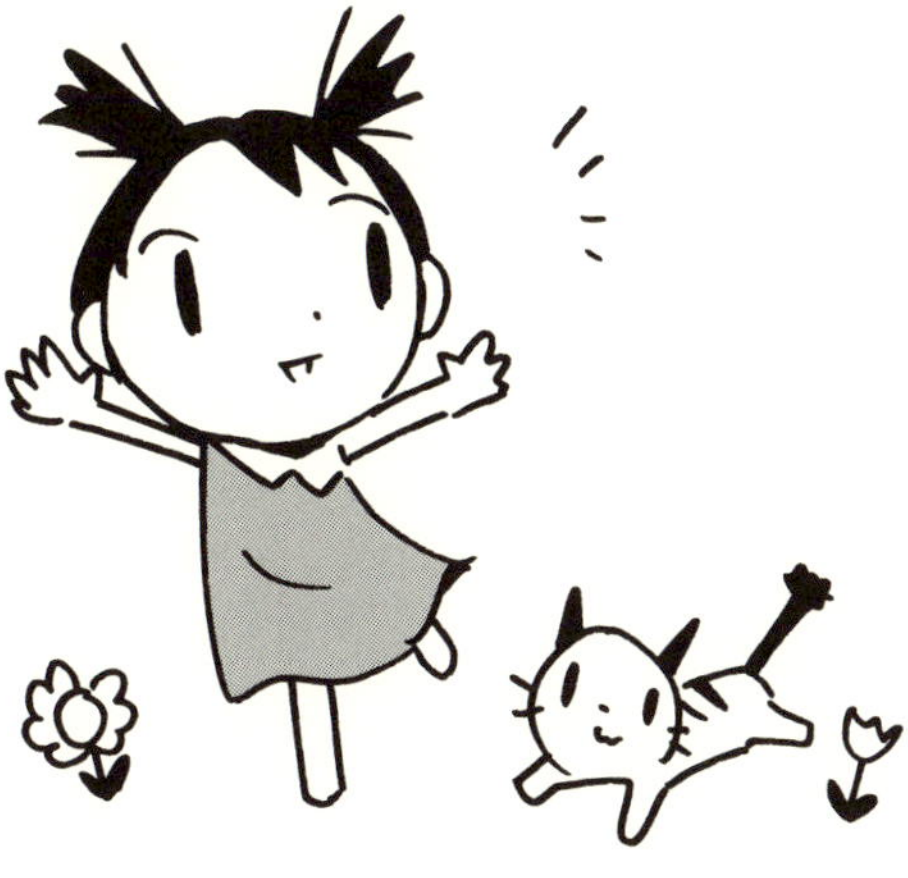

1 摂食障害は必ず治る

摂食障害の治療をしていると、「治りますか？」という質問を患者さんからも家族からもよく受けます。メディアなどで「摂食障害はまず治らない」などという言い方をしているのを目にすることもあります。

結論から言うと、摂食障害は必ず治ります。数カ月の人もいれば何年もかかる人もいますが、きちんとした治療法（対人関係療法や認知行動療法）を投げ出さない限り、必ず治るものです。よく、メディアなどで、まったく治らない人や、一度は治ったのに再発して悪くなった人などを取り上げていますが、いずれも、たいした治療を受けていないか、有害な治療を受けていることが原因だと思います。

私の患者さんで、もうそろそろ通院をやめてもよいという方が、ある日落ち込んで病院に来ました。過食がぶり返したと言うのです。よくよく聞いてみると、テレビで「摂食障害はよくなったように見えても決して治らない」と言っていたのを見た、と言います。自分はよくなったように思っていたが、そう見えているだけなのだろうか、と思ったら動揺して過食してしまった、と言うのです。それほど、患者さんも家族も「治る」ということに敏感です。

ですから、摂食障害の「治り方」をきちんと理解して、治るまでの流れを把握しておくことが必要です。

対人関係療法の効果は、まず対人関係面に現れます。対人関係のストレスが軽くなり、自分のコミュニケーションにどうにか自信がついてきて、まず精神的に楽になります。その後、だんだんと食行動が正常化してきます。「症状はストレスの表れ」ですから、食行動の方がストレスよりも先によくなるということは考えられないのです。

現在、日本では標準的な認知行動療法も対人関係療法もなかなか受けることができません。日本で受けられる治療を受けながら、本書で書かれているような対人関係療法的な視点を自分なりに持ちつづけることが最も現実的な治療法になるのではないかと思いますが、その場合、「気持ちが楽になるのが先、過食がなくなるのは後」ということを常に念頭に置くようにしないと、症状の揺れに一喜一憂して、治りが遅くなってしまいます。あるいは、治療そのものの意義を見失って、せっかく地道に取り組んでいる対人関係の課題を途中で放り出してしまいかねません。

治療も中盤を越えてくると、「上手に治ること」が課題になります。過食嘔吐が減ってくる時期には、治療上の最後の一山があるのです。その時期には、患者さんも周囲の人も「治る」という言葉にとらわれすぎてしまうからです。しばらくおさまっていた過食嘔吐が一度でもあると

「やっぱり治っていない」と落ち込んだり家族から責められたりする、ということはよくあります。このために本当の回復が遅れたり病気がこじれたりすることも多々あります。

対人関係療法では、症状に振り回されずに治療をします。症状を無理やり抑えることをせずに、「症状はストレスを表すもの」と考えて、対人関係問題に集中して取り組むことでストレスを減らしていきます。対人関係に自信がついてくると、それを追うように過食や嘔吐などの症状も減ってきます。

過食嘔吐が減ってくると、自分も周囲も「よくなってきた」と安心するので、たまに過食嘔吐があるとショックを受けやすくなります。こうなると、病気の初めの頃と同じように、過食嘔吐という表面的な症状に振り回されてしまいます。これでは、せっかくの治療効果も台無しになりかねません。「過食嘔吐をしてしまった」という罪悪感や、「まだ治っていない」という落胆が新たなストレスとなって、過食のエネルギーを生むからです。

何と言っても、過食嘔吐に振り回されないことが大切です。一回くらいの過食は「病気がどの程度治っているか」ということとほとんど関係ありません。摂食障害でない人でも、単発の過食嘔吐くらいはします。ただし、過食嘔吐が続くときには、やはりストレスが維持されていると考えるべきでしょう。何がストレスなのかを振り返り、それを変化させるよう努める、という、これまでどおりのやり方を続けていけば、確実に回復に向かっていきます。

(1) 自分の「性格」を知り、受け入れる

ところで、摂食障害が「治る」とはどういうことなのでしょうか。

「摂食障害は治りますか」と聞かれたときに、「治ります」と答えると、「もう一生過食をしないですみますか？」「体型のことがまったく気にならずに何でも食べられるようになりますか？」などと聞かれます。「それは約束できません」と答えると、みんな一瞬「じゃあ、やっぱり一生治らないんですね」と落胆します。

でも、そういうことではないのです。第6章で「まずやせたい気持ちが異常だと思うのをやめる」と書きましたが、治るときにもこの原則に従ってください。体型が気になるのは自分のクセだと思うくらいの方がうまくいきます。「病気が治る」というのは、「体型が気にならなくなる」ということではなくて、「体型へのこだわりが生活を乱さなくなる」ということだと考えてください。

今後さまざまなストレスと出会う中で、摂食障害の症状が再発することはありえます。拒食や過食嘔吐などの症状が再発したときには、自分が抱えているストレスをしっかりと考え、正しいコミュニケーションによってその問題を解決していく、という方法が常にとれるようになれば、「摂食障害が治った」と言えるのです。なぜなら、どんどん病気が重くなって生活を乱すということにはならないからです。

この病気の治療の大原則は、あくまでも、症状にとらわれないということであり、同時に、症状から自分のストレスに気づくことなのです。

もう一つ大切なのは、自分を知ることです。自分の「性格」をよく知って認めてあげることです。

ここで、元患者のカンナさんからいただいた手紙の一部をご紹介します。三十年ほど前、まだ日本で摂食障害などというものがほとんど知られていなかった頃に、「過食を伴わない拒食症」を患った方です。今では優しい夫に恵まれ四児の母親として充実した毎日を過ごしていらっしゃいます。

(前略) 強度の「摂食障害」という病気は、数年やそこらで癒やされるものではありません。私の場合もそうでした。実に、自分でもう大丈夫だと思えるようになるまで十二~十三年かかりました。(中略) 以前に、「この病気になる人は神経質な人が多い」という趣旨のお話をチラッとされましたが、そのとおりです。それも神経質な悪いしつこいこだわりという意味での神経質でしょう。そこに、頑固さと、余分なプライドと見栄がプラスされるのでやっかいな病となるのでしょう。自分で病気と認めよう、気長に治していこう、オープンにしようと、積極的な考え方に切り替えられなければ、いつまでもズルズルと「秘密の心の病」として、精神的に暗い影を引きずりながら、一人でこのいまいましい病気の発作と戦わなければいけなくなります。（中略）今もなお、頑固で完璧主義で、神経質で、欠点がたくさんありますが、それもすべて引っくるめて自分の個性だと認めています。他人の目ばかりを気にしていると、個性は死んでしまいますものね。（後略）

カンナさんが病気で苦しんでいた時代には、摂食障害の治療法も確立されていなければ、第3章で述べたような「性格」の詳細も研究されていませんでした。カンナさんが孤独な闘病生活の中で十年以上もかけて自ら学んだことは、まさに「性格」の骨組みは変わらないということ、それを認めて「自尊心」を高めていくことでストレスへの耐性がつくということなのだと思います。

カンナさんは、「過食を伴わない拒食症」でしたから、「性格」の骨組みは「心配性」と「ねばり強さ」ということになります。「頑固、完璧主義、神経質」というのはまさにそれらのことです。現在のカンナさんは、繊細で誠実なところが魅力で、彼女の「心配性」と「ねばり強さ」はむしろプラスに生かされています。

過食症の人の場合は、「冒険好き」と「心配性」がポイントです。第4章で説明した、心のアクセルとブレーキの関係をよく理解しておけば、ジレンマに陥ることなく自分の「性格」をプラスに利用していけるでしょう。

摂食障害において「治る」ということは、自分の「性格」を知り、それを受け入れていくことなのかもしれません。自分を受け入れることができなければ、「自尊心」は決して高まらないからです。

「この子は何をやっても長続きしない」などと家族から非難され、自分でもそう思っている過食症の人がよくいますが、「冒険好き」で「ねばり強くない」性格であれば当たり前のことです。それを責めている限り、「自尊心」は育ちません。そういう自分を生かしていくにはどうしたらよいか、ということを考えれば、「自尊心」を高めることができます。

(2) 焦らない、完璧を目指さない

「性格」を知ることは、上手に治る上でも重要です。焦らない、完璧を目指さない、ということが大切だからです。

「冒険好き」の人は結果を早く求めようとしますし、「心配性」の人は完璧主義に陥りがちです。つまり、過食の要素を持った人は「すぐに」治ろうとしますし、摂食障害の患者さんは全般に「完璧に」治ろうとします。

治るために必要なことは、まず、これらを克服することです。「すぐに治らなければ気がすまない」という気持ちを、「すぐに治ろうとするから治らないのだ」と切り替え、「完璧に治らなければ気がすまない」という気持ちを、「完璧に治ろうとするから治らないのだ」と切り替えるこ

とです。

実際、摂食障害が治るのには時間がかかります。上手に治療しても時間がかかることも多いのですが、それを「すぐに」「完璧に」と焦ってしまうと、結果が得られないことに不満や罪悪感を抱き、ストレスが募って、ますます回復に時間がかかってしまいます。摂食障害はすぐに完璧に治るような病気ではないということをいかに早く認識できるかによって、経過が左右されるとも言えるでしょう。

第3章でご紹介した「過食を伴う拒食症」のユリさんも、さんざん試行錯誤したあげく、やっとその事実に気づきました。はじめのうちは、過食をしたと言っては「もう治らない」と騒ぎ、決まった食べ物しか食べられないと言っては「一生このままだ」と落ち込んだりしていましたが、やがて観念したようです。そして、「いまだにカロリーのわかったものしか食べられないけれど、食事のことで動揺することもなくなりました。過食もおさまりました。大学の友人にも病気について伝えることができました。食事が弱点だということを理解してもらえたので、飲み会も免除になりました。やっと心の安定する時間を持つことができたので、母といろいろな話をしています。お互いに穏やかな気持ちで話すことができて、とても充実しています。母が、これからは自分の好きなように生きなさい、できるだけの応援はするから、と言ってくれるので、安心していますと話しています。

ユリさんの母親も、治ることを焦った一人です。過保護がいけなかったと反省するや、「もう親のことは気にしないで早く自立しなさい」と言い放ったため、ユリさんは突き放されたように感じて不安が増してしまいました。でも、母親も、すぐに治る病気ではないということを理解するにしたがって、病気のユリさんとじっくりつきあっていこうという気持ちになることができたのでした。

対人関係療法は期間限定の治療ですので、最初に決めた回数（二〇回以内）で治療を終了します。私のところでは一二～一六回で治療をしていますが、少なくとも過食症以外の病気を併発していない人であれば、この回数で十分だと感じています。一二～一六回というのはせいぜい四カ月前後という短い期間ですから、治療が終わる時点でまだ症状が残っている人ももちろんいます。「このままやっていけば自分はきっと治る」という確信を持っている人もいれば、「本当に大丈夫なんでしょうか」という気持ちの人もいます。また家族が「せっかくだから症状が完全になくなるまで治療をしてもらいなさい」と勧めることもあるそうです。

治療をやめることに抵抗の強い方には、決められた回数以上に治療をしないことを説明し、治療は「症状をゼロにするためのもの」ではなく、「今後症状に振り回されないようになるための強力な手段を学ぶためのもの」という位置づけをあらためて明確にします。また、対人関係療法は治療終了後も効果が上がっていくという研究結果を説明し、安心してもらいます。

(3) 病気が治ることも「役割の変化」

●症例　マリコさん（その後）

「過食を伴わない拒食症」のマリコさんは、家族とのコミュニケーションを通して、順調に回復してきたように見えました。食事もずいぶんふつうに食べられるようになり、それに伴って体重も増えてきました。が、ある日、「やっぱり太るのが怖い」と食が細くなり、約束のヨーグルト一個すら食べない日が出てきました。

治ることが不安なのではないかと尋ねてみても、何も答えません。ひょっとして、治ってきたからと家族が手を抜くようになってきたのではないかと尋ねると、ようやく「そうなんです」という答えが返ってきました。ガリガリにやせていた頃はいろいろと気を遣ってくれた母親が、最近になってまた「夕食お願いね」という電話を始めるようになったのです。そうやって突然ペースが狂わされるのがイヤなのだとあれほど治療の中でも話し合ってきたのに、「よくなってきたからもう気を遣わなくていいんだと思っているみたい」とマリコさんは言います。「今までは病気で、ちゃんと本人の言うことを聞いてくださいって先生が言ってくれたから、どうにかそのとおりにやってくれたけど、病気が治って先生に会わなくなったら、絶対元に戻るに決まっている」

母親に確認すると、最近は元気そうだからもうよいのではないかと思ったとのことでした。病気の原因になったことを繰り返せばまた同じ病気になりますよ、と説明すると、初めて「なるほど」という顔をしてくれました。そして、前々からわかっているときだけ夕食づくりを頼む、それも、父親とマリコさんと妹ときちんと順番にする、突然遅くなるときには各自が自分で何とかする、という新たなルールを作りました。

この一件では、母親の対応が問題となったわけですが、同時に、「元に戻らないでほしい」というメッセージを言葉で伝えずに、症状に語らせてしまったマリコさんのコミュニケーションパターンも問題になりました。マリコさんも、「これからはまず言葉で言います。ダメなときは手紙で書きます」と約束してくれました。

病気が治ってくると元のパターンに戻ろうとする家族はたくさんいます。治療の間だけは熱心に取り組んでいても、見通しが明るくなると突然手を抜き始める人は多いのです。そのことが患者さんの治りを遅らせたりさらに病気をこじらせたりすることもあります。

病気が治りかけのこの時期が「役割の変化」の時期として認識されておらず、家族も新しい役割を誤解しているため、このようなことが起こるのです。

患者さんにとって、病人から健康な人になることは、一つの「役割の変化」です。それまでは病気の治療が最優先でしたが、だんだんと健康な人としての役割を引き受けていくことになります。客観的には望ましいことであっても、それが変化である以上、不安を伴うものです。ちょっとしたことで「やっぱり私は治らない」とすぐに後ろ向きになってしまうのも、変化が不安だからです。

一方、家族の方も、「病人を最優先にして、全面的に治療に参加する役割」から、「ふつうに暮らしながら再発の可能性のある人を支える役割」に変わる必要があります。ところが、後者の役割が、往々にして「何をやっても再発しない人の家族」として誤解されているのです。本人は「役割の変化」に不安を感じている時期に、家族が新しい役割を誤解しているのですから、ここで治療のプロセスが後退してしまうのも無理のないことです。

では、一度でも摂食障害になった人は一生「再発の可能性」という爆弾を抱えていかなければいけないのか、永遠にこの病気と無縁になることはないのか、と暗い気持ちになった方もおられるかもしれません。実際には、ある年齢を超えると摂食障害のリスクは減りますし、癌のような病気とちがって、八十歳になっても摂食障害が再発するという可能性はほとんどないでしょう。そのかわり、本書で述べたようなことにきちんと向き合っておかないと、アルコール依存やうつ病など別の形の病気になる可能性はあります。また、どんなにきちんと対人関係療法を受けても、短期治療が終わる時点で対人関係の能力が十分に高まっているわけではありません。その後の日々の実践の中で育っていくのです。これが、対人関係療法の効果が時間を経るにつれて伸びていく理由です。治療が終わるか終わらないかという時期は、まだまだ家族の理解とサポートがフルに必要な時期なのです。

治ってきたと思ったら、ご家族はあらためて治療で学んできたことを振り返り、「治ったからといって元どおりにはならないから安心してね」というメッセージを積極的に患者さんに伝えていくのがよいでしょう。もちろん、マリコさんの母親のように、何となくうっかりして元どおりになってしまう人もいます。ですから、完璧を目指すのではなく、「元どおりになってしまったと思ったらいつでも気づかせてね」と患者さんに頼んでおく方が現実的だと思います。そして患者さんもまだまだコミュニケーションが下手な時期ですから、「家族との関係が元に戻ってしまったときにどういう形でそれを伝えるか」ということは、家族との間できちんとルールを決めておいた方が無難です。

(4) 言うことを聞いてもわがままにはならない

摂食障害の患者さんの親には、「甘やかすと子どもがダメになる」という考えを強く持っている人が案外います。子どもが自己主張したときに「わがままだ」と言ったり、「人間はがまんを知らなければならない」などと説教する親はよく見られます。

患者さんの症状がどん底にあるときには、「患者さんの言うことを聞いてあげてください」と言うと聞いてくれる親御さんでも、少し症状がよくなってくると「いつまでも甘やかしているとダメな人間になってしまうのではないか」という不安を訴えたり、実際に患者さんの言うことを聞かなくなったり説教を再開したりすることがあります。こういう親の態度を見て、「治ると親がまた自分の言うことを聞いてくれなくなる」という危機感を抱いて症状がぶり返す人もたくさんいます。

実際に、第2章でご紹介したハルカさんの父親から「いつまで子どもの言うことを聞いていればよいのでしょうか」という質問を受けました。「厳しく育てるのが親の道だ。子どもは親の言うことだけ聞いていればよい」と断言していた父親に、対人関係療法の説明をし、「ハルカさんは言葉によるコミュニケーションが下手だから、言葉で表現する代わりに病気になっているのです。症状の力を借りずに自己表現できるようにしていかなければ病気は治りません。そのためにも、ハルカさんが言葉で何かを表現したときには、極力言うとおりにしてあげてください。言葉で言えば通じるということを繰り返し経験していけば、だんだんと自信がついてきますから」と説得したのです。

はじめのうちは不本意ながらもハルカさんの言うことを聞いていた父親ですが、だんだんと不安になってきたのでしょう。

「いつまでも病人扱いでは、治る病気も治らないのではないでしょうか。そろそろ社会復帰を視野に入れて、厳しくすべき所は厳しくした方がよいのではないでしょうか。社会ではこんなわがままは通用しませんよ」と質問してきました。

私は「いつまでも言うことを聞いていただいて大丈夫です。放っておくとどんどんわがままになる人もいるかもしれませんが、お宅のハルカさんは絶対にそうなりません。もともと人に気を遣う方ですから、放っておいても人への配慮をしますよ。それに、今はわがままに見えても、病気がよくなればわがままではなくなってきます。今は病気のためにまったく余裕がないですから、はたから見るとわがままに見えるだけなのです」と答えました。

摂食障害になる人は、例外なく「心配性」で、また「協調性」が高い人も多いです。対人関係において人目を気にしない、相手の気持ちを配慮しない人は、まずいません。逆に、「こんなことを言ったらわがままだと思われるのではないだろうか……」などとくよくよ思い悩む人が多いのです。そんなときに、厳しい親たちは「わがままはダメだ」と口うるさく言うので、患者さんは「やっぱり」と自信を喪失し、「自尊心」が低下していくのです。「心配性」な人のことは、むしろおだてて育てるくらいの方がちょうどよいのです。

実際には、遺伝的な関係から、「心配性」な子どもの親はやはり「心配性」であることが多く、「心配性」だからこそ「甘やかして育てるとダメな人間になるのではないか」という強迫観念を持ってしまうのです。「心配性」な親は、子育てにおいても自分の不安を押しつけがちなので、子どもにストレスをかけて「自尊心」を損ない、病気につながっていくのです。親は、子どもの「性格」だけでなく、自分の「性格」も知っておくと、不安のコントロールがしやすくなると思います。

(5) ダイエットや運動とのつきあい方

上手に治るために、そして再発させないためには、ダイエットとのつきあい方を考えておくことも大切です。何と言っても、ダイエットの問題は自分の弱点だと認識する必要があります。ストレスの表れ方は人によって異なります。頭痛が起きる人もいれば、眠れなくなる人もいるでしょうし、怒りっぽくなる人もいます。摂食障害になりやすい人の場合は、「やせれば解決するような気がする」とか「過食したくなる」というふうに出る可能性が高いということです。こういう気持ちに気づいたら、自分の生活の中のストレスを見直した方がよいのです。また、ダイエットを始めるとそれにとりつかれてしまう可能性が高いですから、どんなに魅力的なダイエット法を雑誌で見ても、いたずらにダイエットを始めない方が安全です。「君子危うきに近寄らず」ということです。

本来正しいダイエットというのは、太りすぎの人の体重を減らし、やせすぎの人の体重を増やすためのものです。人間が生命体としての機能を持っている限り、やせすぎていれば必ず反動で太ります。ダイエットの反動としての過食も、まさにそういう身体の機能の一つです。やせるときには筋肉から落ちますが、太るときには脂肪がつきます。やせたり太ったりを繰り返していると、だんだんと体脂肪率が高まってくる、という「ヨーヨー現象」が知られていますが、身体のことを考えれば、体重を増減させずに正常体重域にキープしておくことが一番なのです。

どういう食べ方をして、どういう運動の仕方をすれば、病気にならないで元気にやっていけるのか、ということは重要なテーマです。私は、治療の終わり頃にそういう質問をしてくる患者さんには「身体にさんざん無理をさせてきたのですから、これからは身体を大切にしていきましょうね」と言います。今までは人目を気にして、栄養を十分にとらなかったり、過食嘔吐という負担をかけたりしてきたのですが、これからは身体の言い分に耳を傾けてあげよう、ということです。「どう見えるか」ではなく「どう感じるか」ということを大切にしていけば、何を食べ、どう運動すればよいかもわかってきます。つまり、「人の目」ではなく「自分の感覚」に従うということです。

「自分の感覚」は、残念ながら病気が重い時期にはほとんどわかりません。お腹がすいているのかどうかすらわからなくなってしまう人が多いですし、どれだけ食べると満腹なのかもわからなくなっています。運動も、どこまでが気持ちのよい運動なのかがわかりません。

でも、対人関係に少し自信がついてきて、対人関係に対処することで症状をコントロールできるという感覚がわかってくると、だんだん心が平和な時間を持てるようになります。そういうときこそ、自分の身体と対話するチャンスです。これだけの病気を生き抜いてくれた身体に感謝しながら、少しずつ「身体の声を聴く」練習をしていくとよいでしょう。

適度な有酸素運動には抗うつ効果があることもわかってきました。歩いたり、泳いだり、軽く走ったり、という運動はお勧めです。でも、せいぜい週二回くらいにしておいた方が、完璧主義の方には安全でしょう。

どんな健康法を試すにしろ、エスカレートしがちな「性格」（あるいは挫折して自分を責めやすい「性格」）であることを知っておけば、常にセーブしながらやっていくことができます。

(6) 病気をきっかけに人生の質を向上させる

対人関係療法的観点からコミュニケーションパターンを修正し、周囲の人との関係を改善することができれば、その人は摂食障害になった意味があったと言えるでしょう。

前にも書きましたが、私が患者さんによく言うのは、「病気になってただ治るだけでは時間の無駄です。今までのやり方では苦しかったから病気になったわけであって、苦しくないやり方を見つけられなければ、病気になった意味はありません。病気を成長の機会として前向きにとらえましょう」ということです。

病気になったことを機会に、周囲の人とのずれにきちんと向き合い、自分にとって快適な対人関係を築くことができた結果、「摂食障害になってよかった」と言う人もずいぶんいます。また、「この子が病気にならなかったら私は親として失格なままだった」と、病気を前向きに評価できるようになる親も少なくないのです。

第3章でご紹介したユリさん（過食を伴う拒食症）の母親もその一人でした。母親は、とにかく大切にして失敗させないことが親としての務めだと思っていましたが、ユリさんの成長に伴って、親はだんだんと子ども自身に試行錯誤を許すようにしなければならないのです。そのような役割の変化に気づいているのはユリさんの方です。ユリさんは、母親にばかり物事を決めてもらっている自分は人間として未熟だと思っています。成長のためには自分で試行錯誤しなければならないということを知っているのです。

「自分のことは自分で決めさせてほしい」という気持ちを、ユリさんは時々母親に伝えていました。でも、母親は「ママが決めるのが一番なのよ」「あなたはまだきちんと決められないでしょう」と言って止めたり、ユリさんが選んだものを見て「何それ。悪趣味ね」「ほらごらんなさい、自分で決めたら失敗したでしょう」などとけなしたりしていました。ユリさんはだんだんと「自分で決めさせてほしい」と言えなくなってしまい、自分はダメな人間なので自分で決めることができない、と思うようになっていったのです。

ユリさんの治療の中で、母親は自分がユリさんに自分の考えばかりを押しつけて、ユリさんの健康な成長を妨げていたことを知りました。そして、「この子が病気になってくれたおかげで、私は親としてまちがっていたことがよくわかりました。この子は未熟児で生まれて、健康に育ってくれればそれだけでよいと祈っていたのです。あのときの気持ち、生きていてくれればそれで幸せだという気持ちを私は長い間忘れていました。本当に娘には申し訳ないことをしました」と述懐《じゅっかい》していました。ユリさんも涙を流して、母と子の心が本当に通じ合った一瞬でした。

(7) 真の「自己コントロール」を身につける――ネガティブな感情とのつきあい方

●症例　ミドリさん

過食症のミドリさんは、大学のゼミ発表などでとても忙しい時期でしたが、彼が「どうしても会いたい」と言うので、かなり無理をしてデートに行きました。すると、彼は一時間も遅刻してきました。電車の人身事故で遅れるという連絡は携帯メールで届いてはいたのですが、「悪い、悪い」とヘラヘラしている彼に、「別にいいよ」と言いながら顔がひきつる自分を感じました。そして、こんなことで腹を立てるなんて、自分は人間としてまだまだダメだ、と思いました。どうにかデートを終えて帰宅したとたん、ひどい過食をしてしまいました。

ミドリさんのように、ネガティブな感情は自分で処理すべきもので、それができない自分は人間ができていない、と考える人は案外多いものです。親や教師からそのような考えを植えつけられている人もいます。これは「エセ自己コントロール」信仰であると言えるでしょう。

ネガティブな感情を手放すための第一歩は、「それを当然のこととして認める」ということです。

自分がネガティブな感情を持っているということは、一般に、あまり認めたくない事実かもしれません。特に摂食障害になるような、人の目を気にするタイプの人にとってはそうだと思います。しかし、嫌なことがあったらネガティブな感情を抱くのは当然です。それは生体に備わった自己防御能力とも言えます。ネガティブな感情がなかったら、その状況の不快さに気づかず、自分にとって有害な状況から抜け出せないでしょう。ですから、ネガティブな状況でネガティブな感情を抱くのは人間として当たり前のことだ、ということをまず認識する必要があります。

これを否認してしまうと、感情はふたをされたところで蓄積します。その一つの爆発の形が摂食障害という病気です。治療の中で、症状とネガティブな感情の関係に気づいていくと、それがよく理解できるようになります。ミドリさんもその日ひどい過食をしていますが、まさにため込んだ怒りと、怒る自分についての罪悪感が過食のエネルギーを作ったのでしょう。ですから、ネガティブな感情を持つのも無理はない、ということを認めた上で、それを手放していく必要があるのです。

手放し方の一番手っ取り早い方法は、本書で述べた対人関係療法です。治療として受けなくても、重要な他者とのコミュニケーションを通して問題を解決していくというやり方は活用できます。

ミドリさんも、彼に話してみることによって道を開きました。そもそも彼女が怒りを飲み込もうとした理由は「人身事故という正当な理由で遅れてきた人に腹を立ててはいけない」というものでした。それはそのとおりかもしれません。でも、もう少し掘り下げて考えてもらいました。

すると、それは、「どんなに正当な理由があったにせよ、彼のために無理をして時間を作ってきた自分への配慮の言葉がなかった。彼は自分のことを本当は大切に思っていないのではないか」というものでした。

これを彼に伝えてもらいました。すると彼はびっくりして、「もちろん大切に思っている。あのときは自分も一時間も待たせたことに動転していて、何と言ったらよいかわからなかった」と答えてくれました。ミドリさんの怒りは解消し、過食もおさまりました。彼に話してみることで、感情も落ち着き、症状もコントロールできたのですから、これこそ本当の「自己コントロール」と言えます。

なお、ネガティブな感情の中には、現在のことではなく、過去に虐待された体験などに関するものもあります。過去にひどい目にあったことへの怒りや被害者意識からなかなか抜け出せないのです。こういうときにも、最初の入り口は一緒です。自分のネガティブな感情を十分に認めることです。このプロセスをスムーズに進めるためには、治療者や親しい人という「聞き役」が必要です。なぜなら、虐待を受けた人は、明らかな被害者であっても、必ず罪悪感を抱いているからです。自分がそんな事態を招いたのではないかという罪悪感もあれば、その事件によって自分が汚れた人間になったという罪悪感もあります。この罪悪感に縛られてしまうと、「怒りを感じている自分」に向き合う勇気が持てなくなってしまいます。「聞き役」がいれば、罪悪感を抱く必要はないと安心させてくれますから、感情を受け入れやすくなります。

このプロセスを経るだけでネガティブな感情を手放せる人もいるのですが、そうでない人もいます。なかなか手放せない場合には、自分が怒りや被害者意識にしがみついているために、どれほど自分の人生が損なわれているかを考えてみましょう。そんなことはわかっている、でもあれだけひどいことをされたんだから……と思うかもしれません。そのときには、ひどいことをされただけでなく、その後の人生まで捧げるほどの価値のある相手なのかをよく考えてみましょう。まるで、「ひどいことをするから、一生自分を恨んで生きていくように」という相手の命令に従って生きているようなものだからです。そろそろ、そんな呪縛から解放されて、自分の人生を生きてもよい頃ではないでしょうか。

もちろん、そのような考え方ができるようになるためには、自分の感情をありのままに認める、というプロセスが不可欠です。ひどい目にあった人に、その気持ちを認めることもなく、「まぁ、今回は運が悪かったと思って、忘れなさい」と言っても逆効果であるのは、そういうことなのです。

このやり方も、コントロールを自分の元に取り戻す、という意味で一種の「自己コントロール」です。ひどい育て方をした親を許せずに、すべての言い訳をそこに求めて生きていくのも一つの選択ですが、そうやって自分でコントロールすることをあきらめてしまった人生はだれがコントロールするのか、ということを考えてみれば、現在の辛さの理由がよくわかると思います。「あの人が謝ってくれさえすれば……」という考え方も、自分の幸せを相手にゆだねてしまっていることになります。それに値する相手なのかどうかを考えてみるとよいでしょう。

対人関係療法はここでも効果を発揮します。過去の出来事へのとらわれは、現在の人間関係に例外なく影響を及ぼしているからです。現在の人間関係に焦点をあてることによって、過去をより客観的に見られるようになります。

「自己コントロール」能力というのは、「自尊心」の高さにも通じます。周囲に流されることなく自分の健康を守っていけるというのが、あらゆる社会人に要求される資質であり、人生を豊かにするコツだと思います。

2 ジェンダー社会とのつきあい方

(1) 摂食障害が女性に多い理由

摂食障害は女性の方が圧倒的に多い病気ですが、それは何と言っても「女性はやせている方が美しい」という社会的価値観に基づきます。でも、男性についても、ダブダブの体型よりは引き締まった体型の方がいいに決まっているのに、なぜ男性の摂食障害患者は少ないのでしょうか。

それは、やはり、男性よりも女性の方が外見を重視する割合が高いということではないかと思います。つまり、男性よりも女性の方が外見で評価されるということです。

仕事ができるけれども外見がよくないという場合、男性であれば「あの人は仕事ができる」とだけ言われ、外見のことには触れられないことが多いものです。しかし、女性の場合、外見に触れられないことはほとんどありません。「あの人は仕事はできるけれど器量がねえ……」などとマイナス評価になることも少なくありません。女性は常に外見が問われるということなのです。

逆に、外見はよいのに仕事ができないという場合、女性であれば「かわいいから許せる」とか「まあ、女性だからね」と許されてしまうことが多いものです。しかし、その人が男性だと評価は低くなり、「格好ばかりつけて頭は空っぽ」などとかえってマイナス評価につながることもあります。

(2) 男性との関わりを通しての社会的評価

なぜ女性は外見がこれほど重視されるのでしょうか。

一つの根本的な理由として、男性は自らが社会の中での地位を持っているのに対して、女性は男性との関わりを通して初めて社会の中で位置づけられてきたという歴史があると思います。つまり、たとえば会社組織の中では、男性は自分が努力して課長や部長になります。でも、女性は、課長や部長と結婚することで「課長夫人」「部長夫人」というアイデンティティを手にしてきたわけです。つまり、「何ができるか」ということよりも「だれに選ばれるか」が重要であったのです。そして、女性の側から男性に愛を告白すると「はしたない」と言われ女性としての「格」が落ちるというように、「選ぶ性」としての男性と「選ばれる性」としての女性という立場のちがいが歴然とあったのだと思います。

「自分が選ばれるかどうか」という問題になると、まわりの女性たちとの比較が重要です。女性同士が足を引っ張り合うなどとよく言われるのも、このあたりの事情と関係があるのかもしれません。つまり、まわりの女性よりも自分の方が優越していれば条件のよい男性に選んでもらえる、それだけ社会における自分の地位や経済レベルが上がるという事情です。「自分が選ばれるかどうか」という場合には、外見は重要な要素になります。美しければ、選ばれる際にそれだけ有利になるのは確かでしょう。男性の中にも、美しい女性との結婚を、美しい「装飾品」を手に入れることで自らの男性としての価値を高めるものという見方をする人もいます。

また、女性は、結婚した後も男性を通して社会的な評価が決まるという状況がずっと続きます。男性の場合、「社会でどれだけの仕事をしたか」が最も重要な評価材料になるでしょう。家庭を犠牲にして立派な仕事を成し遂げた男性が往々にして美談として語られます。女性の場合は「家族をどれだけ喜ばせたか」「家族をどれだけ支えたか」が主要な評価材料になってきました。結婚式のスピーチで「太郎君は、ぜひ立派な仕事をしていただきたい。そして、花子さんは内助の功でそれを支えていただきたい」と語られるのもそのよい証拠です。

家庭を犠牲にして立派な仕事を成し遂げた女性が美談として語られることは滅多にありません。家族を喜ばせ家族を支えた女性こそが、評価されてきたのです。

(3) ジェンダーと「性格」

「相手に選ばれるか」「相手に喜ばれるか」という他力本願の評価基準によって生活していることは、「自尊心」に大きな影響を与えます。「自尊心」の基本は、「自分が選ぶ」「自分が喜ぶ」ということですから、他人の評価ばかりを気にして生きていると、自尊心は育ちません。

女性には「自尊心」よりも「協調性」の方が強く求められてきました。「自尊心」の高い女性は「かわいげがない」「女性としての分をわきまえていない」などと言われてきたのでしょう。この結果として、社会的に、女性は「自尊心」が低く「協調性」が高い存在として作られてきたのだと思います。

もちろん、「自尊心」が高くてもそれを目立たせずにうまくやってきた女性もたくさんいるでしょう。また、数ある価値観の中から相手を喜ばせることを自分で選んだ人はむしろ自尊心が高まるでしょう。しかし、他人を喜ばせることができなければ自分の存在価値がないという考え方しか知らずに育つことは自尊心をてきめんに損ないます。そして、「自尊心」が低く「協調性」が高いというのは、まさに摂食障害の典型的なパターンです。

ジェンダー（社会的に意味づけされた男女差）が「やせたい気持ち」の大きな鍵を握っています。

もちろん、「最近はちがう」と思われる方もいるでしょう。女性が「選ばれる性」だなんて前近代的な考え方で、今は女性もずいぶん強くなっているではないか、むしろ男性が捨てられているのだ、と思う方もいるかもしれません。そういう面もありますが、社会はまだまだ女性に「選ばれる性」であることを要求しています。専業主婦が夫からの暴力に苦しみ離婚しようと思っても、夫が稼いだものは基本的に夫の財産になっていますから、離婚の際の財産分与があるとはいえ、自分自身の財産はほとんどない場合が多く、しかも、職業生活から長く遠ざかっていた人がよい条件で働ける場所はほとんどありません。女性であり専業主婦であるがために、暴力のない安らかな生活を手に入れることができないのです。

このようなことを指摘すると、「それは極端な例だ。ふつうの女性は結婚して守られるものだ。たまたま運悪く変な人と結婚してしまった女性を引き合いに出してはいけない」と言われることもあります。私は、この一言にこそ問題が凝縮されているように思います。だれと結婚するかによって一生が左右されてしまう、これも女性の「選ばれる性」ゆえでしょう。これは決して昔の話ではありません。今でも多くの女性が「たまたま運悪く変な人と結婚してしまった」ために苦しんでいます。

(4) ジェンダーのもとで育つ子ども

そして、そんな両親のもとで育つ子どもがだれよりも苦しんでいます。たとえば、夫婦仲が悪いのに仕事を持っていないので離婚できない、あるいは「離婚すると世間体が悪い」から離婚できない、という夫婦のもとに育つ子どもは、父は母にまったく愛情がない、暴力すらふるう、でも離婚もしない、という状況にずっとさらされています。このような家庭に育った娘は、母親に同情しながらも母親を軽蔑します。

第2章でご紹介した過食症のハルカさんもこのタイプです。両親の仲が悪く、父は酒に酔うとよく母に暴力をふるいます。ハルカさんのことは、父親に従順なときにはほめてくれ、「母親みたいなくだらない女になるな」などと言います。ハルカさんは基本的には母親に同情的で、「オヤジなんて家に帰ってこなければいい」と言っています。自分勝手に母親のことをこき下ろし、酔っぱらって大声で話す下品な父親が大嫌いなのですが、だからと言って母親を全面的に肯定することもできません。「離婚すればいいのに」と言っても「あなたたちがいるから」「世間体があるから」「離婚したら食べていけないから」などと言い訳をしては離婚しようとせず、不幸なため息ばかりついている母親は、とても尊敬できないのです。自分たちさえ生まれていなければ母親はとっくに父親の元を去ることができていたでしょうから、「私たちが母の人生を奪ってしまった」という罪悪感も強く持っています。母親を今のような「情けない」存在にしてしまったのはほかならぬ自分なのだ……と考えると、さっさと母親を見捨てて家を出ようという気にもなれないのです。

前に私が摂食障害の患者さんを対象に行った調査では、「子どもの頃両親の仲が悪かった」と答えた女性は「父親よりも母親の方が好きだった」とした人が圧倒的に多かったのですが、その一方で「母親のようにだけはなりたくないと思った」と答えていました。夫に愛されない女性、それでも離婚できずに夫にしがみつくしかない母親は、一人の女性として見ると情けない、目標とできない、ということなのです。このような家庭に育った娘たちは、女性として見本にすべきモデルがわからなくなってしまいます。母親のように男性に依存した存在にはなりたくない、自分自身のキャリアをしっかりと持ちたい、と思う一方で、母親のように男性に捨てられたくない、男性に愛されつづける女性でいたい、と思うわけです。人と人の親密さを外的条件からしか考えることができないため、やせて完璧な外見を手にすればすべてが解決するのではないかと思ったり、だれにも「ノー」の言えない「スーパーウーマン症候群」になって自分の限界を超えてしまい、病気につながっていくことにもなります。

(5) ジェンダー社会の中でどうやって心を守るか

ジェンダー社会そのものは国際的な前進に引っ張られて日本でも遅まきながら少しずつ是正されてきていますし、これからも「男らしく」「女らしく」ではなく「自分らしく」生きられる、多様性を尊重できる社会を作る努力を続けていく必要がありますが、それでも当面この枠組みの中で暮らしていかなければならないことも事実です。女性の外見が重視され、「やせている女性は美しい」と身近な人もメディアも流行のファッションもすべてが口をそろえて言っているときに、どうすれば流されないですむのでしょうか。

一つの提案として、ジェンダー社会の中で女性が担ってきた役割にもっと価値を見いだすということがあります。

ジェンダーからの解放を目指しているのに、女性が「女性役割」の価値を見いだしていたら逆戻りするのではないか、というもっともな疑問が考えられますから、きちんとご説明しましょう。

「選ばれる性としての女性」とか「男性を通して得られる社会的評価」というのは、あくまでも「男性役割」の論理にのっとったものです。「男性役割」の論理にのっとった考え方をここでは「男のモノサシ」と呼びます。「男のモノサシ」では、社会的な地位が上の人の方が「偉い」ことになっています。また、お金をたくさん持っていることの方が「幸せ」だということになっています。この考え方に基づけば、社会的な地位が上の男性と結婚した女性の方が「偉い」わけですし、お金をたくさん持っている男性と結婚した女性の方が「幸せ」だということになります。

「男のモノサシ」は直線的であることが多く、何らかの数値で評価できることが多いので、どうしても競争原理が働きます。全体のパイも決まっていますから、「どれだけ得られるか」に重きが置かれます。「お人好しは馬鹿を見る」などというのは「男のモノサシ」に基づく格言であると言えましょう。

しかし、これまでお金にならない領域でお互いに支え合って生きてきた女性たちは、別の価値を知っています。社会的地位でもお金でもない、人と人との気持ちのふれあいや、無償の愛を注ぐことなどです。あるいは、さまざまな命を育み尊重するということです。こういう価値観を「女のモノサシ」と呼ぶとすると、これはかなり複雑なモノサシで、決して数値で割り切れるようなものではありません。「男のモノサシ」ではかると「お金にならない」ということであっても、「女のモノサシ」ではかれば「自分の愛情を与えてお互いに豊かになれる機会」ということになるかもしれません。「女のモノサシ」では競争原理も働きませんし、「どれだけ得られるか」よりも「どれだけ与えられるか」に重きが置かれます。「男のモノサシ」では、与えればその分減ってしまいますが、「女のモノサシ」では、与えるとその分増えたりします。お人好しは必ずしも馬鹿を見ないで幸せになれるのです。

ここで使っている「男のモノサシ」「女のモノサシ」という概念は、あくまでも今までの「男性役割」「女性役割」の中心にあった価値観のことで、個人の男性や女性がどう考えるかを示すものではありません。個人レベルで見れば、男性であっても「女のモノサシ」を大切にしている人もいますし、女性であってもほとんど「男のモノサシ」で生きている人もいます。

こうやって考えれば、「女性は結婚する男性の地位ですべてが決まる」などと言うこと自体が「男のモノサシ」なのだということをご理解いただけると思います。「男のモノサシ」でみれば、女性は結婚する男性の地位ですべてが決まるのかもしれません。でも、「女のモノサシ」で見れば、女性の人生はそんなに単純なものではありません。結婚した男性の地位がどうであろうと、まったく別の次元の問題として、仲むつまじい家族を作る、地域で連携して心の豊かな子どもたちを育てる、困った人を助ける、環境を守る、など、「女のモノサシ」で価値の高いことをすることはできます。「女のモノサシ」で価値の高いことは、お金を持っているかどうかとは関係なくできることだからです。「男のモノサシ」で見れば成功者となる人でも、家庭が実質的に崩壊していて、地域で孤立し、困った人を助けず、環境を破壊している人はたくさんいます。こうした現実を直視しないで、自分の娘に「女性はどういう男性と結婚するかで人生が決まってしまうから、出世しそうな男性を見つけるのよ」と言わんばかりの育て方をするのは、「女のモノサシ」の軽視にほかなりません。女性差別をしてきたのは男性だけではないのです。

男女平等運動も、同じような歴史をたどってきました。最初の頃に目指されたのは、「男性なみに社会参加できる女性」でした。職場で男なみの働き方ができる、男なみの収入を稼げる、そういう女性を作り出すことが目標だったのです。これは、それまで特に職場で軽視されてきた女性の権利を考えれば、当然の発想でした。この運動はそれなりに実り、今では、結婚も出産もあきらめた女性はそれなりに男性なみの労働条件を得ることもできるようになってきました。

しかし、ひとたび子どもを持ったり、家族の介護に直面したりすると、それまで「日本はすでに男女平等」などと言っていた人も現実を知るのです。つまり、日本の労働環境はあくまでも「男性役割」を引き受けた人のためのものであって、「女性役割」との両立ができるスタイルになっていないのです。その結果として、女性は周辺労働に追いやられることが多く、いまだに男女の賃金格差は目を見張るほどです。「仕事と家庭の両立」という理念が強く打ち出されるようになったのは、こういう背景によります。

さらに、「男性は本当に勝者なのか」という疑問も出されました。念願の子どもが生まれたのに忙しくてろくに顔も見られない。親の死に目にもあえない。過労死・過労自殺のリスクがあっても、「男だから」弱音を吐けない。企業に尽くしてきたのに、突然リストラにあってしまう。定年退職後には地域の足場もなく、「肩書き」のない自分の存在の孤独に向き合わざるをえない。これからは妻とゆっくり過ごそうと思っていると、妻から「熟年離婚」をつきつけられる……。男性ゆえの受難は、数え切れません。

今では、男女平等の考え方も、「男性なみの女性を作る」ことではなく、「男性も女性も生き方を見直して、人間らしく生きる」というあたりに落ち着いてきました。

摂食障害におけるジェンダーも、同じように考えるとよいでしょう。外見ばかりに気をとられる考え方は、やはり「男性役割」の価値観なのです。メンツを過度に重視する男性社会のあり方を見ているとよくわかります。それよりも、気持ちを表現することに熟練していて、他人と気持ちでつながり合えるという「女性役割」のよい点をもっと評価すべきです。

人から「太ったね」と言われたときに「やせなければ」というふうに反応するのも、「男のモノサシ」です。「どのくらい美しいか」という直線的な「男のモノサシ」があって、その中での劣位を指摘されたのですから、上昇しなければならないのです。一方、「女のモノサシ」で考えれば、どんな会話も心の交流のためのものになります。

これからは、「やせなければ自分には価値がない」「やせれば自信がつくはず」という気持ちに流されそうになったときは、「女のモノサシ」を思い出してください。「どれだけ得られるか」ではなく「どれだけ与えられるか」に気持ちを転換しましょう。そして、目の前で道路を渡れずにいる視覚障害者をガイドするとか、ずっと連絡をとっていない友人に温かいカードを送るとか、今の自分にできることから始めていきましょう。

3 病気にならない生き方
──ストレス社会から身を守る技術

本書の最後に、摂食障害に限らず、心の健康を保つためのヒントをいくつか挙げておきます。

(1) 心の健康を最優先にする

摂食障害やうつ病などで来院される患者さんたちを診ていると、ずいぶん心の健康が後回しになっているなと感じることが多いものです。かなりのストレスがかかっていても、「とにかくがまんすればいい」とばかりに、自分の心に常に無理をさせています。その結果、摂食障害やうつ病という心の病になり、本来心を犠牲にして達成しようとしていたことすらできなくなります。

不思議なもので、病気でいる間は「二度と病気にならないようにしたい」と思っていても、回復して日常生活に戻ると、また自分の心の健康を後回しにしてしまいます。そして、気づくとまた病気が再発、などということにもなるのです。

心の健康が後回しになる理由はいろいろあります。お金であったり、職場環境であったり、育児や介護であったり、事態を改善するためのコミュニケーション能力がない、ということもあります。心の健康を第一に考えてください、と言うと、「じゃあ、心が健康だったらローンも返済され、嫌な上司もよい上司に変わり、育児や介護も手がかからなくなるんですか。こういう苦労がなくなって、余裕ができれば、喜んで心の健康を第一に考えましょう」と言われたりします。

この考え方が実は大きな落とし穴なのです。人間は、心が健康なときに一番効率的に働くことができます。ストレスでいっぱいの状況では集中力も落ちますし、創造性も低下します。働いているつもりでいても頭はまったく回転していなかったり、もっと賢いやり方があるのに気づかなかったり、ということになりがちです。ちょっとリフレッシュするとまた効率が上がるという経験をお持ちの方も多いのではないでしょうか。あれは、リフレッシュによって心の健康が取り戻されたからなのです。

職場の上司についても同様です。上司が自分に対して不愉快な態度をとることを自分の落ち度としてとらえたり、上司の不適格さに批判の目を向けてばかりいると、ストレスはピークに達します。でも、こちらの心が健康であれば、もう少し大きな見方をすることができます。上司のことを、いろいろな不安を抱えて、嫌な行動をとらざるを得ない一人の人間として見てあげることができれば、ずっと楽になります。その結果、関係が改善することすらあります。

育児や介護については、さらにわかりやすいでしょう。こちらがイライラしていると、子どももお年寄りも不安になります。そうすると、いつも以上に手がかかるようになるのです。心の健康を優先させることで、実際に仕事の質が上がり楽にもなるよい例でしょう。

つまり、どんなときにも心の健康を優先させることによって、どんな悩みもずいぶん見え方がちがってきます。心の健康を後回しにしていると、悩みが堂々巡りになるだけでなく、蓄積されると心の病に至ります。心の病になると、経済的にマイナスになるだけでなく、職場での立場も危ういものになりますし、育児や介護の質にも響きます。

「余裕ができれば、喜んで心の健康を第一に考えましょう」というような考え方をする人は、常に新しい「苦労」を自分で作り出します。ローンの返済が終わっても「年金が少ないから老後のためにもう少し貯えておかなくちゃ心配だ」と思ったり、嫌な上司が配置転換になり自分が代わりに昇進しても「部下が言うことを聞かないから大変だ。自分が部下だったときはあんなことはなかった」と嘆いたり、という具合にです。どこかで自分が腹をくくらない限り、結局いつまでたっても心の健康を優先させることはできないでしょう。

(2) 自分の心の保護者になる

摂食障害になりやすいタイプの人は、心の健康を優先させる、と言われてもピンとこないことがあります。「それではご自分に対して厳しすぎませんか」と聞いても、「いいえ、当たり前のことだと思います」と答えたりするのです。

こういう方たちにお勧めのやり方は、自分の心の保護者になるということです。たとえば、あなたの大切な友人が忙しい中やっとの思いで時間を作ってデートに行ったのに相手が一時間も遅刻してきて誠実な謝罪がなかった、と聞いたら、あなたはどう反応するでしょうか。たぶん、「それはひどい」とか「そんな人とつきあうのは考え直したら?」と言うでしょう。まさか、「そこで頭にきたあなたは未熟だ」と突き放したりしないでしょう。

あるいは、大切な友人がレイプされてとても傷ついているのに、「私は汚れた存在になってしまった。こんな話をすること自体、毒をまき散らしてあなたに迷惑をかけている」と言ったら、どう反応しますか。「そんなことはない。あなたは本当に大変な目にあったのだから、私が聴くことで楽になるのなら何でも話して」と言うのではないでしょうか。まさか、「本当にあなたは汚らわしい。そもそも、あなたに隙があったんだから、自業自得よ。世間の人はみんなそういう目で見るわよ。こんなところで私に話をしていないで、自分のことくらい自分で何とかしたらどうなの」などと言わないでしょう。

自分の心の健康を大切にする、ということがピンとこない人は、だいたいが、後者のようなことを自分自身に言っているのです。前に紹介したミドリさんも自分のことを未熟だと責めていましたし、レイプの被害にあった女性はだいたい自分のことを汚らわしく、隙があったのではないかと思い、人に話すことを申し訳なく思うものです。

ですから、自分自身に話しかける言葉を、「もしも大切な友人にこういうことが起こったら自分は何と言うだろう」と考えた言葉にする、というのがここでの提案です。苦しい気持ちになっているときは、自分がどういう言葉を自分にかけているかを観察してみましょう。そして、自分はそんなことを大切な友人に言うだろうか、と考えてみてください。

自分の心の保護者としての自分を時々は意識することで、心の健康を最優先させるということの意味がだんだんわかるようになってくると思います。

(3) 対人関係の力で病気を防ぐ

本書では、摂食障害の治療法としての対人関係療法をご紹介してきました。対人関係療法は、医師個人の経験だけに頼るのではなく、数多くの臨床試験で他の治療法と比較され、有効性が確認されている、「科学的根拠《エビデンス》に基づく治療法」の代表格です。その科学的な重みも大きな特徴なのですが、同時に、対人関係療法が示唆するものも大変深みがあると思っています。

対人関係療法というのは、「対人関係を治す治療法」というふうに聞こえるかもしれません。現代の日本社会では、「対人関係のストレスで病気になった」というような話をよく耳にし、「対人関係」という言葉自体が、最近では何やらネガティブな響きを持ってきたようにも感じられるからです。しかし、対人関係療法というのは、「対人関係を活用して治す治療法」でもあります。対人関係のストレスで病気になったということは、対人関係の力で治すこともできるのです。そして、対人関係の力で病気を防いでいくこともできるのです。人と人とが及ぼし合える力の大きさに気づいて、プラスに生かしていくことこそが、病気にならない生き方と言えるのではないでしょうか。

あとがき

本書の前身である『「やせ願望」の精神病理――摂食障害からのメッセージ』（ＰＨＰ新書）を出版したのは二〇〇一年のことでした。私は大学病院の専門外来で摂食障害の患者さんを数多く治療していましたが、対人関係療法によって実際に摂食障害が治っていくのを日々実感していました。国際的な医学研究のデータでも、「対人関係療法によって過食症は治り、その効果は長期にわたって伸びていく」ということが裏づけられていました。ところが、日本では、「摂食障害は治らない」と公言してはばからない「専門家」も多かったですし、いろいろな本を読んでかえって混乱して病気をこじらせている人もいました。私の患者さんでも、実際は治っているのに「摂食障害は治らない」というテレビの番組を見てすっかり落ち込んでしまった人もいました。

そんな状況の中、「摂食障害は治る」ということを知ってほしかったこと、その治し方を知って自分でも治せるようにしてほしかったことが、『「やせ願望」の精神病理』を書いた動機でした。

おかげさまで『「やせ願望」の精神病理』は関係者にご好評をいただき、「これを読んで初めて病気が理解できて、娘に対する対応も変わりました」という声を親御さんからいただいたり、

「自分の気持ちを代弁してくれているような本」という声を患者さんからもいただきました。本文中にも書きましたが、実際に本を読んで努力しただけで病気が治ってしまったという親子にも出会いました。専門家も治療に役立ててくださったようです。二〇〇六年末くらいから品切れになり、「手に入らない」という声をよくいただくようになって困っておりましたが、このたび紀伊國屋書店さんのご理解をいただき、大きく加筆修正して本書『拒食症・過食症を対人関係療法で治す』を出版することができました。本書では、特に摂食障害の患者さんと家族の方向けに、専門用語をなるべく避け、摂食障害を「治す」ために必要なことは何かがわかるよう、前の本よりもさらに実用的な内容を目指しています。

私は現在東京都港区で対人関係療法専門のクリニックを開いています。自由診療で期間限定の対人関係療法だけを行う日本で唯一の専門クリニックです。小さなクリニックですが、大学病院や患者団体からの紹介で、北海道から関西まで、全国各地から患者さんが治療を受けに来られます。交通費だけでも大変だろうなと思うのですが、長年いろいろな医療機関で治療を受けてきたのに治らないという方たちにとって、失ってきた年月の重みは、数カ月程度の治療にかかる費用とは比べものにならないようです。

対人関係療法は、特に日本では「これから」の治療法です。ここ数年、専門家の学会でも教育講演の依頼を受けるようになり、私が代表世話人を務める対人関係療法勉強会が、二〇〇七年から専門家育成のためのワークショップなどを開始しました。わざわざ飛行機で東京まで出てこなくても対人関係療法が当たり前に受けられる時代が早く到来することを願っています。また、二〇〇七年度からの厚生労働科学研究にも対人関係療法を加えていただきましたので、日本の医療体系の中でも標準的な治療法として根づき、いずれは保険適用もされることを期待しています。

最後になりますが、本書の出版に深いご理解と温かいご協力をくださいました紀伊國屋書店出版部の有馬由起子さんに感謝いたします。有馬さんがいらっしゃらなかったら、本書は生まれませんでした。また、対人関係療法との出会いを与えてくださった恩師である慶應義塾大学の大野裕教授、対人関係療法について一貫してご指導いただいている対人関係療法の創始者マーナ・ワイスマン博士に感謝いたします。そして、治療と研究を通して、数多くの豊かな経験を与えてくださった多くの患者さんに心から感謝を申し上げます。特に、手紙の引用を快く承諾してくださった皆さま、ありがとうございました。なお、本文中の症例は、プライバシー保護のために複数の症例を組み合わせて個人が特定できない形としてあります。

本書が一人でも多くの摂食障害の患者さんとご家族のお役に立つこと、そして、本書を通して摂食障害という病気を学ぶことが心の病全般への理解を深め、私たち一人一人の心の健康に貢献することを心から願っております。

二〇〇七年九月

水島広子

参考文献

〈第2章〉

○米国精神医学会編『DSM-IV-TR　精神疾患の診断・統計マニュアル（新訂版）』高橋三郎、大野裕、染矢俊幸訳、医学書院、二〇〇四年

〈第3章〉

○木島伸彦、斎藤令衣、竹内美香、吉野相英、大野裕、加藤元一郎、北村俊則「Cloninger の気質と性格の七次元モデルおよび日本語版 Temperament and Character Inventory（TCI）」、『精神科診断学』二七号、一九九六年

〈第6章〉

○水島広子『「拒食症」「過食症」の正しい治し方と知識――焦らなくてもいい』日東書院本社、二〇〇九年

〈第8章〉

○水島広子『自分でできる対人関係療法』創元社、二〇〇四年

○水島広子『「うつ」が楽になるノート――みんなの対人関係療法』PHP研究所、二〇〇八年

○水島広子『対人関係療法マスターブック――効果的な治療法の本質』金剛出版、二〇〇九年

○水島広子『摂食障害の不安に向き合う――対人関係療法によるアプローチ』岩崎学術出版社、二〇一〇年

○D・E・ウィルフリィ、K・R・マッケンジー、R・R・ウェルチ、V・E・エアズ、M・M・ワイスマン『グループ対人関係療法――うつ病と摂食障害を中心に』水島広子訳、創元社、二〇〇六年

○M・M・ワイスマン、J・C・マーコウィッツ、G・L・クラーマン『臨床家のための対人関係療法クイックガイド』水島広子訳、創元社、二〇〇八年

○M・M・ワイスマン、J・C・マーコウィッツ、G・L・クラーマン『対人関係療法総合ガイド』水島広子訳、岩崎学術出版社、二〇〇九年

参考サイト

○国際対人関係療法学会（英語）　http://www.interpersonalpsychotherapy.org

○対人関係療法勉強会（日本語）　http://www.hirokom.org/ipt/benkyo.htm

水島広子（みずしま・ひろこ）

一九六八年東京生まれ。慶應義塾大学医学部卒、
同大学院修了（医学博士）。

現在、対人関係療法専門クリニック院長、
慶應義塾大学医学部非常勤講師（精神神経科）。

摂食障害をはじめとする思春期前後の問題や家族の病理が専門。

二〇〇〇年六月〜二〇〇五年八月、
衆議院議員として児童虐待防止法の抜本改正などに取り組む。

うつ病や摂食障害などへの治療効果が実証されている
「対人関係療法」の日本における第一人者。

主な著書に、

『ダイエット依存症』（講談社）、

『怖れを手放す　アティテューディナル・ヒーリング入門ワークショップ』（星和書店）、

『摂食障害の不安に向き合う』、

『トラウマの現実に向き合う　ジャッジメントを手放すということ』、

『思春期の意味に向き合う　成長を支える治療や支援のために』（以上、岩崎学術出版社）、

『対人関係療法でなおす　うつ病』、

『対人関係療法でなおす　気分変調性障害』、

『対人関係療法でなおす　トラウマ・PTSD』（以上、創元社）、

『「怒り」がスーッと消える本』、

『身近な人の「攻撃」がスーッとなくなる本』（以上、大和出版）、

『「見た目」が気になる！　症候群』（主婦と生活社）、

『10代の子をもつ親が知っておきたいこと』（紀伊國屋書店）など。

水島広子ホームページ　http://www.hirokom.org/

拒食症・過食症を対人関係療法で治す

二〇〇七年一〇月二五日　第一刷発行
二〇一二年一一月一五日　第八刷発行

著者　水島広子

発行所　株式会社紀伊國屋書店
東京都新宿区新宿三-一七-七
出版部（編集）
電話：〇三-六九一〇-〇五〇八
ホールセール部（営業）
電話：〇三-六九一〇-〇五一九
〒一五三-八五〇四
東京都目黒区下目黒三-七-一〇

装・挿画　西島大介
装丁　木庭貴信＋松川祐子（オクターヴ）
印刷・製本　中央精版印刷株式会社

ISBN 978-4-314-01033-7 C0011
Printed in Japan
＊定価は外装に表示してあります